U0308402

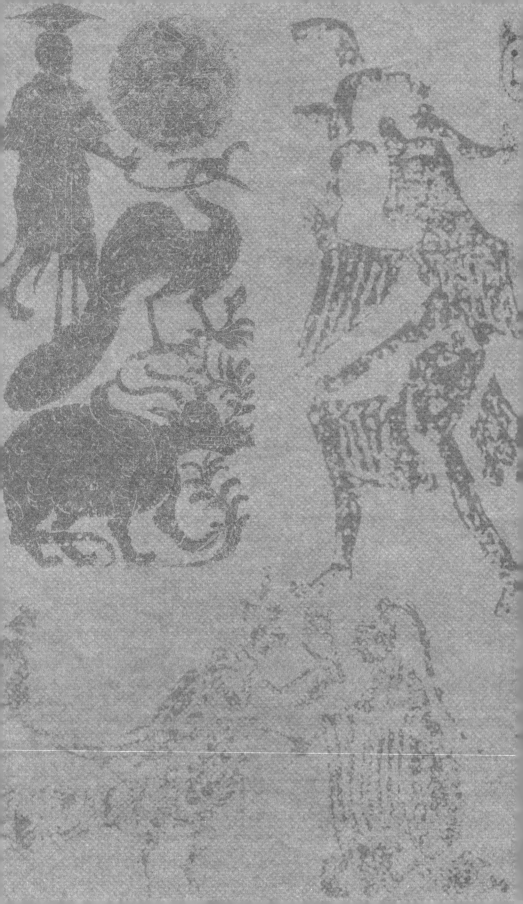

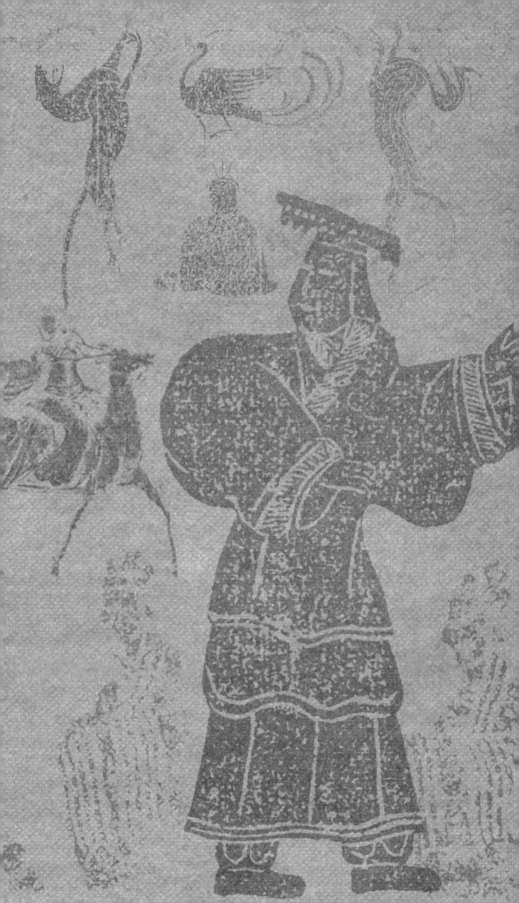

中国古医籍整理丛书

内经素问校证

清·田晋蕃 撰

黄作阵 张戬 杨东方 祝世峰 校注

中国中医药出版社

·北 京·

图书在版编目（CIP）数据

内经素问校证／（清）田晋蕃撰；黄作阵等校注．—北京：中国中医药出版社，2015.12

（中国古医籍整理丛书）

ISBN 978 - 7 - 5132 - 2256 - 3

Ⅰ．①内⋯　Ⅱ．①田⋯ ②黄⋯　Ⅲ．①《素问》–注释　Ⅳ．①R221.1

中国版本图书馆 CIP 数据核字（2015）第 001048 号

中 国 中 医 药 出 版 社 出 版
北京市朝阳区北三环东路 28 号易亨大厦 16 层
邮政编码　100013
传真　010 64405750
三河市鑫金马印装有限公司印刷
各地新华书店经销
＊
开本 710×1000　1/16　印张 18.75　字数　84 千字
2015 年 12 月第 1 版　2015 年 12 月第 1 次印刷
书　号　ISBN 978 - 7 - 5132 - 2256 - 3
＊
定价　55.00 元
网址　www.cptcm.com

社长热线　010 64405720
购书热线　010 64065415　010 64065413
微信服务号　zgzyycbs
书店网址　csln.net/qksd/
官方微博　http://e.weibo.com/cptcm
淘宝天猫网址　http://zgzyycbs.tmall.com

国家中医药管理局
中医药古籍保护与利用能力建设项目
组织工作委员会

主 任 委 员 王国强

副 主 任 委 员 王志勇　李大宁

执 行 主 任 委 员 曹洪欣　苏钢强　王国辰　欧阳兵

执 行 副 主 任 委 员 李　昱　武　东　李秀明　张成博

委 员

各省市项目组分管领导和主要专家

（山东省）武继彪　欧阳兵　张成博　贾青顺

（江苏省）吴勉华　周仲瑛　段金廙　胡　烈

（上海市）张怀琼　季　光　严世芸　段逸山

（福建省）阮诗玮　陈立典　李灿东　纪立金

（浙江省）徐伟伟　范永升　柴可群　盛增秀

（陕西省）黄立勋　呼　燕　魏少阳　苏荣彪

（河南省）夏祖昌　刘文第　韩新峰　许敬生

（辽宁省）杨关林　康廷国　石　岩　李德新

（四川省）杨殿兴　梁繁荣　余曙光　张　毅

各项目组负责人

王振国（山东省）　王旭东（江苏省）　张如青（上海市）

李灿东（福建省）　陈勇毅（浙江省）　焦振廉（陕西省）

蔡永敏（河南省）　鞠宝兆（辽宁省）　和中浚（四川省）

项目专家组

顾　问　马继兴　张灿玾　李经纬

组　长　余瀛鳌

成　员　李致忠　钱超尘　段逸山　严世芸　鲁兆麟
　　　　郑金生　林端宜　欧阳兵　高文柱　柳长华
　　　　王振国　王旭东　崔　蒙　严季澜　黄龙祥
　　　　陈勇毅　张志清

项目办公室（组织工作委员会办公室）

主　任　王振国　王思成

副主任　王振宇　刘群峰　陈榕虎　杨振宁　朱毓梅
　　　　刘更生　华中健

成　员　陈丽娜　邱　岳　王　庆　王　鹏　王春燕
　　　　郭瑞华　宋咏梅　周　扬　范　磊　张永泰
　　　　罗海鹰　王　爽　王　捷　贺晓路　熊智波

秘　书　张丰聪

前　言

中医药古籍是传承中华优秀文化的重要载体，也是中医学传承数千年的知识宝库，凝聚着中华民族特有的精神价值、思维方法、生命理论和医疗经验，不仅对于传承中医学术具有重要的历史价值，更是现代中医药科技创新和学术进步的源头和根基。保护和利用好中医药古籍，是弘扬中国优秀传统文化、传承中医学术的必由之路，事关中医药事业发展全局。

1949 年以来，在政府的大力支持和推动下，开展了系统的中医药古籍整理研究。1958 年，国务院科学规划委员会古籍整理出版规划小组在北京成立，负责指导全国的古籍整理出版工作。1982 年，国务院古籍整理出版规划小组召开全国古籍整理出版规划会议，制定了《古籍整理出版规划（1982—1990）》，卫生部先后下达了两批 200 余种中医古籍整理任务，掀起了中医古籍整理研究的新高潮，对中医文化与学术的弘扬、传承和发展，发挥了极其重要的作用，产生了不可估量的深远影响。

2007 年《国务院办公厅关于进一步加强古籍保护工作的意见》明确提出进一步加强古籍整理、出版和研究利用，以及

"保护为主、抢救第一、合理利用、加强管理"的方针。2009年《国务院关于扶持和促进中医药事业发展的若干意见》指出，要"开展中医药古籍普查登记，建立综合信息数据库和珍贵古籍名录，加强整理、出版、研究和利用"。《中医药创新发展规划纲要（2006—2020)》强调继承与创新并重，推动中医药传承与创新发展。

2003～2010年，国家财政多次立项支持中国中医科学院开展针对性中医药古籍抢救保护工作，在中国中医科学院图书馆设立全国唯一的行业古籍保护中心，影印抢救濒危珍本、孤本中医古籍1640余种；整理发布《中国中医古籍总目》；遴选351种孤本收入《中医古籍孤本大全》影印出版；开展了海外中医古籍目录调研和孤本回归工作，收集了11个国家和2个地区137个图书馆的240余种书目，基本摸清流失海外的中医古籍现状，确定国内失传的中医药古籍共有220种，复制出版海外所藏中医药古籍133种。2010年，国家财政部、国家中医药管理局设立"中医药古籍保护与利用能力建设项目"，资助整理400余种中医药古籍，并着眼于加强中医药古籍保护和研究机构建设，培养中医古籍整理研究的后备人才，全面提高中医药古籍保护与利用能力。

在此，国家中医药管理局成立了中医药古籍保护和利用专家组和项目办公室，专家组负责项目指导、咨询、质量把关，项目办公室负责实施过程的统筹协调。专家组成员对古籍整理研究具有丰富的经验，有的专家从事古籍整理研究长达70余年，深知中医药古籍整理研究的重要性、艰巨性与复杂性，履行职责认真务实。专家组从书目确定、版本选择、点校、注释等各方面，为项目实施提供了强有力的专业指导。老一辈专家的学术水平和智慧，是项目成功的重要保证。项目承担单位山东中医药大学、南京中医药大学、上海中医药大学、福建中医药大学、浙江省中医药研究院、陕西省中医药研究院、河南省中医药研究院、辽宁中医药大学、成都中医药大学及所在省市中医药管理部门精心组织，充分发挥区域间互补协作的优势，并得到承担项目出版工作的中国中医药出版社大力配合，全面推进中医药古籍保护与利用网络体系的构建和人才队伍建设，使一批有志于中医学术传承与古籍整理工作的人才凝聚在一起，研究队伍日益壮大，研究水平不断提高。

本着"抢救、保护、发掘、利用"的理念，该项目重点选择近 60 年未曾出版的重要古医籍，综合考虑所选古籍的保护价值、学术价值和实用价值。400 余种中医药古籍涵盖了医经、基础理论、诊法、伤寒金匮、温病、本草、方书、内科、外科、女科、儿科、伤科、眼科、咽喉口齿、针灸推拿、养生、医案医话医论、医史、临证综合等门类，跨越唐、宋、金元、明以迄清末。全部古籍均按照项目办公室组织完成的行业标准《中医古籍整理规范》及《中医药古籍整理细则》进行整理校注，绝大多数中医药古籍是第一次校注出版，一批孤本、稿本、抄本更是首次整理面世。对一些重要学术问题的研究成果，则集中收录于各书的"校注说明"或"校注后记"中。

"既出书又出人"是本项目追求的目标。近年来，中医药古籍整理工作形势严峻，老一辈逐渐退出，新一代普遍存在整理研究古籍的经验不足、专业思想不坚定等问题，使中医古籍整理面临人才流失严重、青黄不接的局面。通过本项目实施，搭建平台，完善机制，培养队伍，提升能力，经过近 5 年的建设，锻炼了一批优秀人才，老中青三代齐聚一堂，有效地稳定了研究队伍，为中医药古籍整理工作的开展和中医文化与学术的传承提供必备的知识和人才储备。

本项目的实施与《中国古医籍整理丛书》的出版，对于加强中医药古籍文献研究队伍建设、建立古籍研究平台，提高古籍整理水平均具有积极的推动作用，对弘扬我国优秀传统文化，推进中医药继承创新，进一步发挥中医药服务民众的养生保健与防病治病作用将产生深远影响。

第九届、第十届全国人大常委会副委员长许嘉璐先生，国家卫生计生委副主任、国家中医药管理局局长、中华中医药学会会长王国强先生，我国著名医史文献专家、中国中医科学院马继兴先生在百忙之中为丛书作序，我们深表敬意和感谢。

由于参与校注整理工作的人员较多，水平不一，诸多方面尚未臻完善，希望专家、读者不吝赐教。

国家中医药管理局中医药古籍保护与利用能力建设项目办公室
二〇一四年十二月

许 序

"中医"之名立，迄今不逾百年，所以冠以"中"字者，以别于"洋"与"西"也。慎思之，明辨之，斯名之出，无奈耳，或亦时人不甘泯没而特标其犹在之举也。

前此，祖传医术（今世方称为"学"）绵延数千载，救民无数；华夏屡遭时疫，皆仰之以度困厄。中华民族之未如印第安遭染殖民者所携疾病而族灭者，中医之功也。

医兴则国兴，国强则医强。百年运衰，岂但国土肢解，五千年文明亦不得全，非遭泯灭，即蒙冤扭曲。西方医学以其捷便速效，始则为传教之利器，继则以"科学"之冕畅行于中华。中医虽为内外所夹击，斥之为蒙昧，为伪医，然四亿同胞衣食不保，得获西医之益者甚寡，中医犹为人民之所赖。虽然，中国医学日益陵替，乃不可免，势使之然也。呜呼！覆巢之下安有完卵？

嗣后，国家新生，中医旋即得以重振，与西医并举，探寻结合之路。今也，中华诸多文化，自民俗、礼仪、工艺、戏曲、历史、文学，以至伦理、信仰，皆渐复起，中国医学之兴乃属必然。

迄今中医犹为国家医疗系统之辅，城市尤甚。何哉？盖一则西医赖声、光、电技术而于20世纪发展极速，中医则难见其进。二则国人惊羡西医之"立竿见影"，遂以为其事事胜于中医。然西医已自觉将入绝境：其若干医法正负效应相若，甚或负远逾于正；研究医理者，渐知人乃一整体，心、身非如中世纪所认定为二对立物，且人体亦非宇宙之中心，仅为其一小单位，与宇宙万象万物息息相关。认识至此，其已向中国医学之理念"靠拢"矣，虽彼未必知中国医学何如也。唯其不知中国医理何如，纯由其实践而有所悟，益以证中国之认识人体不为伪，亦不为玄虚。然国人知此趋向者，几人？

国医欲再现宋明清高峰，成国中主流医学，则一须继承，一须创新。继承则必深研原典，激清汰浊，复吸纳西医及我藏、蒙、维、回、苗、彝诸民族医术之精华；创新之道，在于今之科技，既用其器，亦参照其道，反思己之医理，审问之，笃行之，深化之，普及之，于普及中认知人体及环境古今之异，以建成当代国医理论。欲达于斯境，或需百年欤？予恐西医既已醒悟，若加力吸收中医精粹，促中医西医深度结合，形成21世纪之新医学，届时"制高点"将在何方？国人于此转折之机，能不忧虑而奋力乎？

予所谓深研之原典，非指一二习见之书、千古权威之作；就医界整体言之，所传所承自应为医籍之全部。盖后世名医所著，乃其秉诸前人所述，总结终生行医用药经验所得，自当已成今世、后世之要籍。

盛世修典，信然。盖典籍得修，方可言传言承。虽前此50余载已启医籍整理、出版之役，惜旋即中辍。阅20载再兴整理、出版之潮，世所罕见之要籍千余部陆续问世，洋洋大观。

今复有"中医药古籍保护与利用能力建设"之工程，集九省市专家，历经五载，董理出版自唐迄清医籍，都 400 余种，凡中医之基础医理、伤寒、温病及各科诊治、医案医话、推拿本草，俱涵盖之。

噫！璐既知此，能不胜其悦乎？汇集刻印医籍，自古有之，然孰与今世之盛且精也！自今而后，中国医家及患者，得览斯典，当于前人益敬而畏之矣。中华民族之屡经灾难而益蕃，乃至未来之永续，端赖之也，自今以往岂可不后出转精乎？典籍既蜂出矣，余则有望于来者。

谨序。

第九届、十届全国人大常委会副委员长

许嘉璐

二〇一四年冬

王 序

中医学是中华民族在长期生产生活实践中，在与疾病作斗争中逐步形成并不断丰富发展的医学科学，是中国古代科学的瑰宝，为中华民族的繁衍昌盛作出了巨大贡献，对世界文明进步产生了积极影响。时至今日，中医学作为我国医学的特色和重要医药卫生资源，与西医学相互补充、相互促进、协调发展，共同担负着维护和促进人民健康的任务，已成为我国医药卫生事业的重要特征和显著优势。

中医药古籍在存世的中华古籍中占有相当重要的比重，不仅是中医学术传承数千年最为重要的知识载体，也是中医为中华民族繁衍昌盛发挥重要作用的历史见证。中医药典籍不仅承载着中医的学术经验，而且蕴含着中华民族优秀的思想文化，凝聚着中华民族的聪明智慧，是祖先留给我们的宝贵物质财富和精神财富。加强对中医药古籍的保护与利用，既是中医学发展的需要，也是传承中华文化的迫切要求，更是历史赋予我们的责任。

2010 年，国家中医药管理局启动了中医药古籍保护与利用能力建设项目。这既是传承中医药的重要工程，也是弘扬优秀民族文化的重要举措，不仅能够全面推进中医药的有效继承和创新发展，为维护人民健康做出贡献，也能够彰显中华民族的璀璨文化，为实现中华民族伟大复兴的中国梦作出贡献。

相信这项工作一定能造福当今，嘉惠后世，福泽绵长。

国家卫生与计划生育委员会副主任

国家中医药管理局局长

中华中医药学会会长

王国强

二〇一四年十二月

马 序

新中国成立以来，党和国家高度重视中医药事业发展，重视古籍的保护、整理和研究工作。自 1958 年始，国务院先后成立了三届古籍整理出版规划小组，分别由齐燕铭、李一氓、匡亚明担任组长，主持制订了《整理和出版古籍十年规划（1962—1972）》《古籍整理出版规划（1982—1990）》《中国古籍整理出版十年规划和"八五"计划（1991—2000）》等，而第三次规划中医药古籍整理即纳入其中。1982 年 9 月，卫生部下发《1982—1990 年中医古籍整理出版规划》，1983 年 1 月，中医古籍整理出版办公室正式成立，保证了中医古籍整理出版规划的实施。2002 年 2 月，《国家古籍整理出版"十五"（2001—2005）重点规划》经新闻出版署和全国古籍整理出版规划领导小组批准，颁布实施。其后，又陆续制定了国家古籍整理出版"十一五"和"十二五"重点规划。国家财政多次立项支持中国中医科学院开展针对性中医药古籍抢救保护工作，文化部在中国中医科学院图书馆专门设立全国唯一的行业古籍保护中心，国家先后投入中医药古籍保护专项经费超过 3000 万元，影印抢救濒危珍、善、孤本中医古籍 1640 余种，开展了海外中医古籍目录调研和孤本回归工作。2010 年，国家财政部、国家中医药管理局安排国家公共卫生专项资金，设立了"中医药古籍保护与利用能力建设项目"，这是继 1982～1986 年第一批、第二批重要中医药古籍整理之后的又一次大规模古籍整理工程，重点整理新中国成立后未曾出版的重要古籍，目标是形成并普及规范的通行本、传世本。

为保证项目的顺利实施，项目组特别成立了专家组，承担咨询和技术指导，以及古籍出版之前的审定工作。专家组中的许多成员虽逾古稀之年，但老骥伏枥，孜孜不倦，不仅对项目进行宏观指导和质量把关，更重要的是通过古籍整理，以老带新，言传身教，培养一批中医药古籍整理研究的后备人才，促进了中医药古籍保护和研究机构建设，全面提升了我国中医药古籍保护与利用能力。

作为项目组顾问之一，我深感中医药古籍保护、抢救与整理工作的重要性和紧迫性，也深知传承中医药古籍整理经验任重而道远。令人欣慰的是，在项目实施过程中，我看到了老中青三代的紧密衔接，看到了大家的坚持和努力，看到了年轻一代的成长。相信中医药古籍整理工作的将来会越来越好，中医药学的发展会越来越好。

欣喜之余，以是为序。

中国中医科学院研究员

马继兴

二〇一四年十二月

校注说明

　　《内经素问校证》，清·田晋蕃撰。晋蕃字杏邨，清代会稽（今浙江绍兴）人，生平未详。通过《绍兴市志》、田晋蕃《山阴田氏建造宗祠碑记》、蔡元培《医学丛书序》等考察，略知其卒年在 1903～1908 年之间。其学识渊博，精通儒学、小学，与蔡元培交往密切，深受蔡氏敬佩；与同乡傅崇黻、何炳元、裘庆元等试图以西医解剖、生理、病理、药理等知识，阐释中医治病机理，提倡中西医汇通，是中西医汇通学派的先驱之一。其著作甚丰，存世的有《田晋蕃医书七种》，即《内经素问校证》《医经类纂》《医稗》《名家杂抄》《中西医辨》《田晋蕃日记》《慎疾格言》。或节选编纂《内经》，或校证释义《素问》，或荟萃前贤精华，阐析医理，或根据临床体会，提出独到见解，反映作者既推崇医经、重视临证，又主张吸收新知、中西汇通的医学思想。

　　《内经素问校证》为《田晋蕃医书七种》之一，系校勘专著，不分卷。约成书于清光绪五年（1879）。本书依《素问》原编次序，选取有疑义的条文字句，对《素问》原文进行校勘，并广泛征引医学典籍、经史子集、文字音韵训诂著作以证前人校释之是非，故名《内经素问校证》。其形式是，先引录原文，然后分列诸家校注，再以"晋蕃按"提出自己见解，共出校记490余条。本书征引丰富，论证详审，对学习、研究《素问》有较大参考价值。正如蔡元培在《医学丛书序》中言："其他著述，如《素问校义》等，虽卷帙无多，而要皆精审不苟，可以传后。"（此《素问校义》当即《内经素问校证》）

本书现存版本是范行准栖芬室旧藏稿本，藏于中国中医科学院图书馆，为海内孤本。本次整理即以此本为底本进行校勘、标点、注释。校勘《素问》原文及王冰注、林亿新校正以1956年人民卫生出版社影印明·顾从德本（简称"顾从德本"）为校本；校勘本书所引经史子集、《素问》校勘著作、文字音韵训诂著作以本书所引著作之通行本为校本。

具体校注方法如下：

1. 原书为稿本，今重新录入，改为排印本。

2. 原书为繁体竖写，今改为简体横排。

3. 原书有小字夹注，今仍其旧。

4. 原书"晋蕃按"一般为另起行，大字；有为数不多的几条作小字。今为格式一致，一律另起行，以小四号字排列，不出校记。

5. 原书没有句读，今加上现代标点。

6. 原书中的繁体字、异体字、古今字基本上改为规范简化字、正字、今字，如异体字"痠"改为"酸"、"栁"改为"柳"、"肕"改为"韧"、"濇"改为"涩"、"墬"

改为"地"、"沈"改为"沉"、"扎"改为"札"、"歙"改为"饮"、"媿"改为"愧"、"钞"改为"抄"等，古今字"藏"改为"脏"、"府"改为"腑"、"见"改为"现"、"齐"改为"剂""要"改为"腰"、"内"改为"纳"等，皆不出注；但因本书系校勘著作，有许多是辨析字形讹误的，不用繁体、古字、异体字不足以说明致误原因，故某些字作为辨别形体之用时仍用繁体、古字、异体，如"靁靁"之与"衝衝"、"衝"之与"街"、"搏"之与"搏"、"芻"之与"匄"、"緻"之与"致"、"澓"之与"復"、"寶"之与"實"、"併"之与"並"、"俛"之与"兗"、"茈"之与"紫"、"写"之与"焉"、"畾"之与"雷"、"礦"之与"磺"等。

7. 凡原书中避康熙帝爱新觉罗·玄烨讳改"玄"为"元"的，径改"元"为"玄"；原书因避"玄"字作小注"庙讳"二字的，补"玄"字，并出校记。

8. 凡原书中的通假字，一律保留，并出校记。

9. 凡原书中出现的明显错别字，予以径改，出校记。

10. 凡原书引用《素问》原文，王冰注、新校正与顾从德本不同的，一般保留原字，并出校记。

11. 凡原书引用经史子集、前贤校勘著作、文字音韵训诂著作引文大意无出入的，不加校勘说明；意思有较大出入的，加校记，注明"某书作某"。

12. 凡原书中的缺文，据文献可以确知其空缺文字的予以补充，出校记；不知所缺何字，可确知其空缺字数的，用虚缺号□表示，一个□表示缺漏一字；不能确知其空缺字数的，用虚缺号▨表示。

13. 对个别冷僻字词加以注音和解释，对读者不熟悉的经史子集、校勘著作、文字音韵训诂著作的注释，均依据《汉语大字典》、《汉语大词典》、《中医大辞典》（第2版）等字典辞书。

14. 原书没有目录，不分卷，今按《素问》次序编排目录。

目　录

阴阳离合论篇第六

阴阳别论篇第七

灵兰秘典论篇第八

六节藏象论篇第九

五脏生成篇第十

五脏别论篇第十一

异法方宜论篇第十二

平人气象论篇第十八

玉机真脏论篇第十九

八正神明论篇第二十六

离合真邪论篇第二十七

通评虚实论篇第二十八

上古天真论篇第一

其民故曰朴

林校①曰：别本②"曰"作"日"。胡氏澍《素问校义》③曰："曰"字义不可通，别本作"日"是也。"日"，与《孟子·尽心》篇"民日迁义"之"日"同义，言其民故日以朴也。

晋蕃按：古人"日""曰"二字同一书法，唐石经④犹然。臧氏琳《经义杂记》⑤曰："唐石经'日'字皆作'曰'，惟上画满为'日'，上画不满象气出口为'曰'。

---

① 林校：北宋嘉祐年间高保衡、林亿等人奉朝廷之命以王冰本为底本校注《素问》，成《重广补注黄帝内经素问》。"林校"指林亿在该本中的校注之文，下文又称"新校正"。

② 别本：林亿等校注《素问》时所参考的其他《素问》传本，今已佚。

③ 胡氏澍《素问校义》：胡澍（1825—1872），字荄甫，又字甘伯，号石生，安徽绩溪人。清代医家。《素问校义》全称《黄帝内经素问校义》，简称《素问校义》或《校义》。本书通过考据训诂，对《素问》中难解字句加以释义。

④ 唐石经：唐文宗大和七年（833）至开成二年（887），诏令以楷书刻成《易》《书》《诗》等十二经立于国子监，今存于西安碑林，史称"唐开成石经"，简称"唐石经"。

⑤ 臧氏琳《经义杂记》：臧琳（1650—1713），字玉琳，江苏武进人。清代经学家，著有《尚书集解》120卷、《经义杂记》30卷等。《经义杂记》为臧琳读经心得札记，原名《经义杂识》，取诸经歧义字句，罗列唐前诸说，辨其离合，阐发其义。

《释文》① 遇二字可疑者加音切②以别之。"

人将失之耶

唐·孙思邈《备急千金要方》作"将人失之耶"。

晋蕃按：此两句与下文"材力尽耶③？将天数然也"句法一例《释文·序例》云："邪、也弗殊"，言"邪"与"也"古字通，宜从《千金方》乙转为是，胡澍《校义》亦谓当作"将人失之耶"。

年半百而动作皆衰者

《经籍访古志》④ 抄宋本《内经》"半"上有"至"字，与《太素》《千金》同。

食饮有节，起居有常

新校正云：全元起⑤注本云："饮食有常节，起居有常

① 释文：即《经典释文》，陆德明撰，是解释儒家经典字音字义的著作。

② 音切：反切的别称，即上字取声，下字取韵调，用两个汉字的读音拼合起来为一个汉字注音的方法。

③ 耶（yé 爷）：今本《素问》作"邪"。《洪武正韵·遮韵》："邪，疑辞，亦作耶。"

④ 经籍访古志：日·森立之、涩江全善等撰，日本汉籍目录学著作，保存了很多稀见的宋元古籍。

⑤ 全元起：南朝时齐梁间人，著《素问训解》，为《素问》的最早注本，已佚，但宋代林亿等在校正《黄帝内经》时尚得见其书。

度。"俞氏樾《读书余录》^①曰：《经》文本作"食饮有节，起居有度"，故释之曰"有常节""有常度"，若如今本，则与全氏注不合矣。且上文云："法于阴阳，和于术数"，此文"度"字本与"数"字为韵，今作"有常"，则失其韵矣。

晋蕃按：《千金方》二十七^②引作"饮食有常节，起居有常度"，盖《经》文本如是，传写者夺去二字。

以欲竭其精，以耗散其真 宋·张君房《云笈七签》^③ 三十二引"耗"作"好"

新校正云：《甲乙经》"耗"作"好"。《读书余录》曰：作"好"者是也。"好"与"欲"义相近。《孟子·离娄》篇"所欲有甚于生者"，《中论·夭寿》^④篇作"所好"。《荀子·不苟篇》"欲利而不为所非"，《韩诗外传》^⑤作"好利"，是"好"即"欲"也。"以欲竭其精，以好散其真"，两句文异而义同。今作"以耗散其真"，则语意不伦

---

① 俞氏樾读书余录：俞樾（1821—1907），字荫甫，自号曲园居士，浙江德清人。清末著名学者，文学家、经学家、古文字学家。《读书余录》含有《内经素问》48 条（一名《内经辨言》），为俞氏校读《素问》所做札记。

② 千金方二十七：凡书名后之数字指所引书之第几卷，如"《甲乙经》十"指《甲乙经》第十卷。下同此。

③ 张君房《云笈七签》：张君房，1001 年前后在世。岳州安陆人，宋代学者。《云笈七签》成书于宋真宗时，为大型道教类书，共 122 卷。

④ 中论：传为魏晋时徐干所作，为政论性著作。

⑤ 韩诗外传：《诗经》学韩诗学派的代表作，一般认为是汉文帝时韩婴所编著。

矣。王注①曰"乐色曰欲，轻用曰耗"，是其据本已误也。

不时御神

新校正云：按别本"时"作"解"。《校义》曰："时"字是，"解"字非也。时，善也。"不时御神"，谓"不善御神也"。《小雅·颊弁》②篇"尔殽既时"，《毛传》③"时，善也"。《广雅》④同。

晋蕃按："时"之为"善"，王氏引之《经义述闻》⑤三十一详言之，"时""善"，一声之转⑥。

夫上古圣人之教下也，皆谓之

新校正云：按全元起注本云："上古圣人之教也，下皆为之。"《太素》《千金》同。《校义》曰：下皆为之，言下皆化之也。《书·梓材》⑦"厥乱为民"，《论衡·效力》⑧篇

---

① 王注：即《素问》王冰注。下文"王氏"亦为王注。

② 颊弁（kuǐbiàn 跬变）：篇名，出自《诗经·小雅》。

③ 毛传：即《毛诗故训传》，简称为《毛诗》或《毛传》，西汉时毛亨和毛苌所辑和注的古文《诗》，是现存最早的完整的《诗经》注本。

④ 广雅：三国·魏·张揖仿照《尔雅》体裁编纂的一部训诂学汇编。

⑤ 王氏引之《经义述闻》：王引之（1766—1834），字伯申，号曼卿，江苏高邮人。清代著名学者。著有《经义述闻》32卷、《经传释词》10卷等。《经义述闻》是一部从经学、小学和校刊学角度研究《周易》《尚书》《诗经》等中国古代经典的著作。

⑥ 一声之转：训诂学术语。指在声母相同相类的情况下，由韵母的转变而造成的字词的孳乳、分化、通假等现象。

⑦ 书·梓材：《书》指《尚书》。《梓材》为篇名。

⑧ 论衡：东汉王充著，为以批判谶纬说为主的哲学著作。

引作"厥率化民"，是"为"即"化"也。作"谓"者，"为"之借字，王氏误以"谓"为"告谓"之"谓"，乃升"下"字于上句"也"字之上，失其指矣。

太冲脉盛

新校正云：按全元起注本及《太素》《甲乙经》俱作"伏冲"，下"太冲"同。俞氏樾《读书余录》曰：汉人书"太"字或作"伏①"，汉太尉公墓中画象有"伏②尉公"字。《隶续》③ 云：字书有"伏④"字，与"大⑤"同音。此碑所云"伏⑥尉公"，盖是用"伏⑦"为"大⑧"，即"太尉公"也。然则全本及《太素》《甲乙经》当作"伏⑨冲"，即太冲也。后人不识"伏"字，加点作"伏"，遂成异字。

晋蕃按：《灵枢·百病始生》篇亦作"伏冲"。《太素》同。《履斋示儿编》⑩ 云："伏⑪近伏，画之相近而讹也。"

---

① 伏：原作"伏"，据《读书余录》改。
② 伏：原作"伏"，据《读书余录》改。
③ 隶续：《隶释》的续编，共21卷，为宋代洪适所编的集录汉魏石刻的文字专书。
④ 伏：原作"伏"，据《读书余录》改。
⑤ 大：原作"太"，据《读书余录》改。大，音太。
⑥ 伏：原作"伏"，据《读书余录》改。
⑦ 伏：原作"伏"，据《读书余录》改。
⑧ 大：原作"太"，据《读书余录》改。
⑨ 伏：原作"伏"，据《读书余录》改。
⑩ 履斋示儿编：宋人孙奕（号履斋）征引经史文学以示子孙的汇编书稿，成书于宋开禧元年（1205）。
⑪ 伏：原作"伏"，据文意改。

真　牙

夏氏味堂《拾雅》① 曰：《仪礼②·既夕礼》"实贝柱右齻③左齻"，《素问·上古天真论》"故真牙生而长极"，盖"真"与"齻"通。

晋蕃按：《周礼④·典瑞》注"柱左右颠"，《释文》曰："颠，《仪礼》作齻。"《说文》无"齻"字，"颠"即"齻"也。《经》作"真"，殆"颠"之烂文。

发长极，身体盛壮

晋蕃按："发"字疑衍。详王注"身体盛壮长极于斯"，"长极"指身体言也。上文言"长极"，此言"长极盛壮"，意本相生，与《释名》⑤ "长，萇也，言体萇也"义合。下文"丈夫四八，筋骨隆盛，肌肉满壮"，亦不言"发"，殆传写者误复一"长"字。后人以"长""发"同义"肆"从"长"，或从"髟"，遂改为"发"耳，其实王注所

---

　　① 夏氏味堂《拾雅》：夏味堂，清代小学家，高邮人。《拾雅》为研究《尔雅》的小学著作。

　　② 仪礼：又名《礼经》《士礼》，五经之一，记载周代各种礼仪。

　　③ 齻（diān 颠）：即智齿，旧称真牙。

　　④ 周礼：又名《周官》，十三经之一，传为西周周公旦著，是一部通过官制来表达治国方案的著作。

　　⑤ 释名："名"字原为空格，考下文"长……萇也"七字出自《释名》，据补。《释名》，作者刘熙，为采用声训的方式阐释事物名源的辞书，成书于东汉末年。

据之本无"发"字也。

恬淡①虚无

《释音》②"惔"作"憺"。

胡氏澍《校义》、元·熊宗立本③、明《道藏》本④"惔"均作"憺"。《释音》作"恬憺",则宋本本作"恬憺"。《阴阳应象大论》"乐恬憺之能",《移精变气论》"此恬憺之世",亦并作"恬憺"。

晋蕃按:"惔"为"倓"之假借字。《一切经音义》⑤六引《字书》⑥"憺或作倓",故"憺"可作"惔"。

---

① 淡:今本《素问》作"惔"。按下文均作"惔",疑原文抄误。

② 释音:指附录于《素问》篇后之"释音"。其作者不详。今人黄龙祥认为是王冰之后,林亿以前人所作。

③ 熊宗立本:熊宗立(约1409—1482),一名均,字道轩,自号勿听子,福建建阳人,元明之际医家和刻书家。作《黄帝内经素问灵枢运气音释补遗》,世称"熊宗立本",或简称"熊本"。

④ 明《道藏》本:《道藏》是道教经籍的总集,大型道教丛书。现存《道藏》于明代三次编修增补、续编而成。其中所收《黄帝内经素问补注释文》,早于《四部丛刊》的顾氏仿宋刻本,有着很高的版本价值,世称"明《道藏》本",或简称"藏本"。

⑤ 一切经音义:解释佛经中难读难解字词的音义类训诂学著作,有玄应《一切经音义》和慧琳《一切经音义》之别。玄应(唐贞观间)所撰《一切经音义》是现存最早的佛经音义,简称《玄应音义》,共25卷;慧琳(唐贞元、元和间)所撰《一切经音义》则是佛经音义的集大成之作,简称《慧琳音义》,共100卷。

⑥ 字书:一部记录魏晋时期实际词汇面貌的辞书,今已失传。或泛指《说文解字》《尔雅》等古代字典词典。

筋骨解堕

陆氏懋修《素问音义》①曰："解"与"懈"通。"懈"，解也，骨节解缓也。"堕"与"惰"通。《大戴礼②·盛德》篇"小者偷堕"，"堕"，解堕也。《礼·月令》："季秋行春令，则民解惰。"

晋蕃按：《灵枢·癫狂》篇"骨酸体重，懈惰不能动"，正作"懈惰"。

故能寿敝天地

晋蕃按："敝"亦可作"蔽"。《史记·龟策列传》："寿蔽天地，莫知其极。"

幼而徇齐

《孔子家语》③《大戴礼》"徇齐"并作"叡齐"。

---

① 陆氏懋修《素问音义》：陆懋修（1818—1886），字九芝、勉斋，号江左下工、林屋山人，元和（今江苏苏州境内）人，清代医家。著有《世补斋医书》（包括《内经运气表》《内经难字音义》等）。《素问音义》当指《内经难字音义》。

② 大戴礼：即《大戴礼记》。《礼记》为战国至秦汉之际儒家学者解释《仪礼》的文章选集，是一部儒家学说的资料汇编。至汉代有两种本子，戴德辑录的称《大戴礼记》，原有85篇，现存39篇，戴圣辑录的称《小戴礼记》，共40篇，即现今通行本。

③ 孔子家语：又名《孔氏家语》，简称《家语》，是一部记录孔子及孔门弟子思想言行的著作。最早著录于《汉书·艺文志》，凡27卷，孔子门人所撰，早佚，今传本《孔子家语》共10卷44篇，魏代王肃辑注。

晋蕃按：《战国策》"中国者，聪明睿智之所居也"，《史记·赵世家》作"徇智"。"叡"与"睿"同。"睿"可作"徇"，故"徇"可作"叡"。元·黄溍《日损斋笔记》[1]曰："《史记》'黄帝幼而徇齐'，《家语》《大戴记》并作'叡齐'。司马贞[2]曰：'徇，亦作濬。'盖以'徇'与'濬'音相近、'濬'与'叡'文相近而言也。"又曰："'濬'当读为'迅'，则又因裴骃[3]训'徇'为'疾'，而以'迅'为'疾'，义相近而言也。"

二七而天癸至

《甲乙经》六"癸"作"水"。顾氏观光《校勘记》[4]曰："天癸"当是"阴精"，故《甲乙经》作"天水"，若指为"血"，则与下"目"字句复矣。

齿更发长

《释音》"齿更"二字倒。

---

[1] 黄溍《日损斋笔记》：黄溍（1277—1357），字晋卿，一字文潜，婺州路义乌（今浙江义乌）人，元代著名史官、文学家、书画家。《日损斋笔记》为考据学著作，考证经史子集异同得失。

[2] 司马贞：字子正，河内（今河南沁阳）人。唐代著名的史学家，著《史记索隐》30卷。其为校勘、集解与考证《史记》的重要著作。

[3] 裴骃：字龙驹，闻喜（今山西闻喜县）人，南朝宋代史学家，著有《史记集解》。

[4] 顾氏观光《校勘记》：顾观光（1799—1862），字宾王，号尚之，别号武陵山人，江苏金山人，清代数学家、天文学家、医学家。著有《素问校勘记》《灵枢校勘记》等。《校勘记》，当指《素问校勘记》。

晋蕃按：与"发长"相对为文，《释音》作"更齿"误。

视听八达之外

宋本、元椠本①、《御定佩文韵府》②四十三引"达"俱作"远"。

晋蕃按：详王注"远际八荒之外"作"远"，是。"八远"即《淮南子》③之"八殥④"。《淮南·地形训》"九州之外乃有八殥"，注⑤："殥，犹远也。"

---

① 元椠（qiàn 欠）本：指我国现存最早的《素问》刊本。因刊于元代，故称之为元椠本。椠，书版。

② 御定佩文韵府：简称《佩文韵府》，是清代官修的大型词藻典故辞典，成书于康熙五十年（1711）。

③ 淮南子：又名《淮南鸿烈》《刘安子》，西汉淮南王刘安主持撰写的一部论文集。全书内容庞杂，糅合百家，主要的宗旨倾向于道家。

④ 殥（yín 吟）：偏远之地。

⑤ 注：指高诱为《淮南子》所作注。

四气调神大论篇第二

夏为寒变

巢氏《诸病源候》作"夏变为寒"。

晋蕃按：唐·胡愔《黄庭内景五脏六腑图说》[1] 作"夏为寒变"，与《素问》同。

云雾不精

日本丹波元简《素问识》[2]："精""晴"同。

晋蕃按：《史记·天官书》"天精而见景星"，《汉书》作"天暒"。段氏玉裁[3]曰："古姓、暒、精，皆今之晴。"

---

[1] 胡愔《黄庭内景五脏六腑图说》：愔，原作"悟"，据《黄庭内景五脏六腑图说》改。胡愔，唐代女道士、道教养生学家，号见素子，又称见素女或见素女子，居太白山，著有《黄庭内景五脏六腑图》《黄庭内景五脏六腑补泻图》等。《黄庭内景五脏六腑图说》是据《黄庭内景经》所作有关脏腑理论的著作。

[2] 丹波元简《素问识》：丹波元简（1755—1810），字廉夫，日本江户时代著名医家，将考证方法运用于医学研究，所注甚丰，著有《素问识》《灵枢识》。《素问识》共 8 卷，撰于日本文化三年（1806）。作者撷取《素问》精要，摘录众家之言，校勘注释，订正前贤之失，为研究《素问》重要参考书。

[3] 段氏玉裁：即段玉裁（1735—1815），字若膺，号懋堂，晚年又号砚北居士、长塘湖居士、侨吴老人，江苏金坛人，清代文字训诂学家、经学家。著有《说文解字注》《六书音韵表》等。

心气内洞

《删繁论》①《外台》引作"心气内消"。

晋蕃按：王注："燠热内消，故心中空也"，义亦相通。

肾气独沉

皇甫谧《甲乙经》"独沉"作"浊沉"。新校正云：《太素》作"沉浊"。

晋蕃按：俞氏樾《读书余录》："'独'当为'浊'字之误也。肾气言'浊'，犹上文肺气言'焦'矣。新校正云：'独沉，《太素》作沉浊。'其文虽倒，而字正作'浊'，可据以订正今本'独'字之误。"

藏德不止

新校正云：按别本"止"一作"上"。张宛邻②曰：作"止"非。

广步于庭

巢氏《诸病源候》作"阔步于庭"。

---

① 删繁论：又名《删繁方》，南北朝医家谢士泰撰，已佚，散见于《外台秘要》等。

② 张宛邻：1764—1833，名琦，字翰风，号宛邻，江苏武进人，清代学者、医家。此指其著作《素问释义》。

晋蕃按：《广雅》："阔，广也。"广、阔义同。随①。杜台卿《玉烛宝典》②："劳刑趋步以发阴阳之气。"

无厌于日

梁氏章钜《古格言》③注曰："厌"字似当读入声。"无厌于日"，言不在日光之后，以"冬三月必待日光"之语证之，其意自明。

晋蕃按："厌"为"魇"之正字。《西山经》④："翼望之山鸟名鸺鹠⑤，服之使人不厌。"郭注⑥："不厌梦也。"《说文》："寐，寐而厌也。""无厌于日"，盖申言上文之早起，梁注意虽是而文不辞⑦。

---

① 随：同"隋"。

② 杜台卿《玉烛宝典》：杜台卿（？—约579），字少山，博陵曲阳（今属河北）人，隋代学者。《玉烛宝典》12卷，为记录古代礼仪及社会风俗的著作。

③ 梁氏章钜《古格言》：梁章钜（1775—1849），字闳中，又字茝林，号茝邻，晚号退庵，福建长乐人，清代学者、收藏鉴赏家、楹联大师。著有《楹联丛话》《浪迹丛谈》等。《古格言》为梁氏辑注的古代格言集。

④ 西山经：《山海经》中的篇名。

⑤ 鸺鹠（qítú 其图）：《山海经》所载的鸟名。

⑥ 郭注：即《山海经》郭璞注本。郭璞（276—324），字景纯，河东闻喜县（今山西省闻喜县）人，东晋著名学者，文学家，曾注释《周易》《山海经》《穆天子传》《方言》和《楚辞》等古籍。

⑦ 不辞：文词不顺。

则菀槁^①不荣

杨上善《太素》^②注："菀槁^③"当作"宛槁"。宛，瘗死；槁，枯也。

晋蕃按：《艺文类聚·治政部》^④引《淮南》"松柏箇露宛而夏槁"为杨注之以本，但既云宛槁，又云不荣，语意重复。《说文》："菀，茈菀^⑤"《本草经》作"紫菀"，"槁，秆也"，"秆，禾茎也"，为"菀槁"字之本训。《尔雅》^⑥："草为之荣。"盖上言木之多死，此言草之不荣也，若王注"槁^⑦木蕴积"之解，更失之迂曲矣。

万物命故不施

晋蕃按："施"即《管子·地员》篇^⑧"鸟兽安施"

---

① 槁：今本《素问》作"稾"。稾，禾秆；槁，为"槁"之异体字，枯也。
② 杨上善《太素》：杨上善（约575—670），隋唐之际医学家。隋大业年间任太医侍御，奉敕注《内经》，取《素问》及《灵枢》的内容，重新编次，著成《黄帝内经太素》30卷，简称《太素》，是分类研究《内经》的第一部著作，保存了早期《素问》的风貌，而其注文在考校字义、诠释发挥以及引录古籍佚文等方面，均有重要的文献价值。
③ 槁：萧延平本《太素》作"藁"。下"宛槁""槁，枯也"之"槁"皆同。藁、槁、槁为异体字，其义为"枯"，与"稾，禾秆"之义不同。
④ 《艺文类聚》：唐高祖李渊下令编修的类书，欧阳询主编，大量保存了自汉至隋的词章名篇。
⑤ 茈（zǐ子）："紫"的异体字。
⑥ 尔雅：我国第一部词典，儒家十三经之一。
⑦ 槁：今本《素问》王注作"稾"。
⑧ 管子：战国时各学派的言论汇编，内容杂糅百家，托名为春秋时期管仲所作。

之"施"，尹①注云"施谓有以为生"，与王注同义。

道者，圣人行之，愚者佩之

元·李治《古今黈》②：佩，背也，古字通用。果能佩服于道，是亦圣人之徒也，安得谓之愚哉？俞氏樾《读书余录》："佩"当为"倍"。《释名·释衣服》曰："佩，倍也。"《荀子·大略篇》"一佩易之"，杨倞注曰："佩或为倍。"是"佩"与"倍"声近义通，"佩"犹"背"也。《昭二十六年左传》"倍奸齐盟"，《孟子·滕文公》篇"师死而遂倍之"，"倍"并与"背"同。"圣人行之，愚者佩之"，谓圣人行道而愚民倍道也。下文云"从阴阳则生，逆之则死，从之则治，逆之则乱"，曰"从"，曰"逆"，正分承"圣人""愚者"而言，行之故从，倍之故逆也。王注泥本字为说，未达假借之旨。

肺气焦满

新校正云："焦满"，全元起本作"进满"，《甲乙》《太素》作"焦满"日本抄《太素》作"漏"。如与《素问》同

---

① 尹：即尹知章（约669—718），绛州翼城（今山西翼城）人，唐代学者。所注《孝经》《老子》《管子》等皆流行于当时。

② 李治《古今黈》：李治，字仁卿，自号敬斋，真定栾城（今河北栾城）人，历仕金、元两朝，著有《敬斋古今黈》《敬斋文集》40卷。《古今黈》为《敬斋古今黈》的简称，对多种古籍做出考校辨别，见解独到。原书已佚，清代从《永乐大典》中辑出8卷。

作"焦满",何所取以校《素问》字。

胡氏澍《校义》曰：全本作"进"，乃形似之讹。

晋蕃按："满"当从《太素》作"漏"《意林》[1]引《吕氏春秋》"水泉东流日夜不休，上不竭下不满"，"漏"讹为"满"，古多有之。《淮南·本经》篇"鸿水漏，九州干"，王氏引之曰："谓鸿水涸也。""漏"与"干"同义，故曰"焦漏"。

使志若伏若匿

《太素》"若伏若匿"作"若伏匿"，熊本、藏本"若匿"作"若匪"，注云："今详'匪'字当作'匿'。"胡氏澍《校义》曰：高诱[2]注《吕氏春秋·人[3]》篇曰："匿犹伏也。"《经》以"匿"与"伏"并举，又与"意""得"相韵意，古或读若亿。晋蕃按："匿"与"意"为韵，如《韩非子·外储说右上》"而有知见也，人且匿女；而无知见也，人且意女"是也，其为"匿"字无疑。王注《生气通天论》引此亦作"匿"，尤其明证也。作"匪"者乃北宋以后之误本。何以明之？"匿"与"匪"草书相似，故"匿"误为"匪"，一也；宋本正作"匿"，《生气通天论》注引同，

① 意林：唐代类书，摘抄诸子71家言而成书，保留了很多诸子著作的佚文。作者马总。

② 高诱：涿郡人。东汉学者。著有《孟子章句》《吕氏春秋注》《淮南子注》等。

③ 人：《吕氏春秋》卷三《季春纪》篇名作"论人"。

則"今详'匪'字当作'匿'"之注，其非王注可知，二也；今详上无"新校正"三字，又非林校可知，三也。盖南宋时有此作"匪"之本，读者旁记"今详匪当作匿"七字①，传写错入注内，而熊本、藏本遂并沿其误耳。

晋蕃按：古人"伏""匿"并举者，《韩诗外传》"大人出，小子匿；圣者起，贤者伏"，《易林》②"小畜之姤，苍龙隐伏，麟凤远匿"，"随之归妹，明德隐伏，麟凤远匿"，"离之涣，日入明匿，阳晶隐伏"，《白虎通》③"不周风④至，蛰虫匿；广莫风至，则万物伏"皆是，证《经》文是"匿"非"匪"⑤。"若伏"与"若匿"相对为文，犹下文"若有私意"与"若已有得"相对为文。杨本作"若匿伏"，盖夺去一"若"字，唐·王焘《外台秘要》亦作"若伏若匿"。

故身无奇病

胡氏澍《校义》："奇"当为"苛"，字形相似而误。"苛"亦病也，古人自有复语⑥耳。《吕氏春秋·审时》篇

---

① 七字：据前文，当为"今详匪字当作匿"七字。
② 易林：是现存最早的一部《易》象数学专著，作者尚有争议，《四库总目提要》载汉·焦延寿撰。
③ 白虎通：为《白虎通义》的简称，又称《白虎通德论》。东汉章帝组织召开白虎观会议，讲议五经异同，班固将其结论撰成该书。
④ 风：原作"凰"，据《白虎通》改。
⑤ 匪：原作"匿"，据上下文意改。
⑥ 复语：谓同义复用词语。

"身无苛殃"，高诱曰："苛，病。"《至真要大论》曰："夫阴阳之气清净则生化治，动则苛疾起。"《管子·小问》篇曰："除君苛疾。""苛疾"即苛病疾与病析言则异，浑言则通。下文"故阴阳四时者，万物之终始也，死生之本也，逆之则灾害生，从之则苛疾不起，是谓得道"，上承此文而言则"奇病"之当作"苛病"明矣。"苛疾"与"灾害"对举，则"苛"亦为"病"明矣。王注于本篇之"苛疾"曰"苛者，重也"，于《至真要大论》之"苛疾"曰"苛，重也"，不知此所谓"苛疾"与《生气通天论》"虽有大风苛毒"、《六元正纪大论》"暴过不生，苛疾不起"之"苛"异义《六元正纪大论》注："苛，重也"。彼以"苛毒"与"大风"相对，与"暴过"相对，此则"苛疾"与"灾害"相对，与"生纪①"相对，文变而义自殊。

天气，清净光明者也

日本抄《太素·顺养》②篇"净"作"静"。

---

① 生纪：《素问》本篇无"生纪"二字，疑当作"生气"。《素问·四气调神大论》："唯圣人从之，故身无奇病，万物不失，生气不竭。"考作者原意，似指此"奇病"与"生气"相对。奇病即疾病，生气即生机。

② 日本抄《太素·顺养》：杨上善所著《太素》在国内久已失传，此书唐代即流传日本并被广为传抄，但多数湮没不存，19世纪20年代，日本发现仁和寺《太素》抄本残卷23卷，19世纪末叶中国学者杨惺吾购归中国，中国自此有《太素》传本。田晋蕃所见日本抄《太素》，当系此传本之一。

晋蕃按：《诗·閟宫》传①"侐②，清净也"，《释文》作"清静"，陈氏奂③曰："当作'静'。"盖谓"清净"字当作"静"也。孙氏志祖④《家语疏证》云："经传无'净'字，梵典始用之。"

则上应白露不下

《太素》"白"作"甘"杨上善曰："言白露者，恐后代字误也"。下文"交通"二字连此读。

晋蕃按：《说文》"甘，从口含一"，与"白"字形相涉而致讹。下文"交通"二字应连此读。古读"通"若"汤"，与"明"为韵《楚辞·卜居》"通"与"明"韵。《经》言"云雾不晴，则上应白露不下交通"者，《尔雅》所谓"地气发，天不应白⑤雾"也并见《说文》暨《五经文字》⑥。"不下交通"即"天不应"之义。

---

① 传：指《诗经》之《毛诗故训传》。
② 侐（xù 序）：清净。
③ 陈氏奂：即陈奂（1786—1863），字硕甫，号师竹，晚自号南园老人，江苏长州（今苏州）人。晚清经学家，著有《毛诗传疏》《毛诗说》等。
④ 孙氏志祖：即孙志祖（1737—1801），字贻谷，或作颐谷，号约斋，浙江仁和人，清代学者。著有《家语疏证》《文选考异》等。《家语疏证》是对《孔子家语》所作的注疏考证之作。
⑤ 白：据《尔雅·释天》作"日"，是。
⑥ 五经文字：辨正经传文字形体的著作，唐代宗大历十一年（776）国子司业张参撰。

天明则日月不明，邪害空窍

《太素》"天明"作"上下"。

晋蕃按：《太素》作"上下"是也。上文"藏德不上，故不下也"，此承上文而反言以明之，故云"上下则日月不明，邪害空窍"。若如王本上文言"天气，清净光明者也"，此言"天明则日月不明，即①害空窍"，义不相背乎？"天明"字殆涉上下文而误。

藏德不止

抄《太素·顺养》篇"止"作"上"。林校曰：别本"止"一作"上"。

斗而铸锥

抄《太素·顺养》篇、《绎史》② 五引"锥"并作"兵"。

使气亟夺

俞氏樾《读书余录》曰："夺"即今"脱"字，王注以"迫夺"说之，非是。

---

① 即：据上文，或为"邪"之讹字。
② 绎史：清代史学书籍，共160卷，详载各代治乱兴替及其规律，取材宏富，考订精详。作者马骕。

晋蕃按：钱氏大昕《养新录》^①曰："'夺'本'脱失'之正字，后人错作'攘夺'之义，而正义转隐矣。"王氏于《腹中论》"勿动亟夺"，注云"夺，去也"，于《通评虚实论》"精气夺则虚"，注云"夺谓精气减少，如夺去也"，皆从"夺"之正训，此独用"夺"之借义，既非古训，亦失《经》旨。

生气通天论篇第三

烦则喘喝

张宛邻《释义》：“喝”，疑“渴”之讹。

晋蕃按：《说文》：“喝，㵣也。”“㵣”为“渴”之本字，是“喝”正作“渴”解，非误也。《疟论》“外内皆热则喘而渴”，直作“喘渴”。

魄汗二字亦见《阴阳别论》

《素问识》：“魄”“白”古通。《礼记·内则》“白膜”作“魄膜”。《淮南·修务训》：“奉一爵酒，不知于色，挈一石之尊，则白汗交流。”《战国策》鲍彪①注：“白汗，不缘暑而汗也。”

晋蕃按：《尔雅》：“魄，间也。”“孔”“魄”《尔雅》同训为“间”《说文》：“间，隙也”。魄汗者，孔开汗泄之谓，为下句“穴俞以闭”之对文，与《经脉别论》“发为白汗”异义。

阳密乃固

巢氏《诸病源候论》作“阴密阳固”。丹波元简曰：

---

① 鲍彪：字文虎，龙泉（今属浙江）人。宋建炎二年（1128）进士。著有《战国策注》10卷等。

考下文"阳强不能密，阴气乃绝"，巢《源》误。

痎①疟

痎，《千金》作"瘖"。

气骨以精

宋本作"骨气"。

欲如运枢

《太素》"欲"上有"志"字，"运"作"连"。新校正云：按全元起本作"连枢"。

晋蕃按：杨上善注："连，数也，枢，动也。和气行身，因伤寒气则志欲不定，数动不住。"张氏文虎《舒艺室续笔》②谓"欲如运枢，乃言病状"，与杨义暗合。惟当时未见《太素》而泥于全注，并疑"欲"字之误。当依《太素》"欲"上补"志"字，"志欲"与下"起居"相对为文，盖传写者失之。

精神乃央

新校正云：按此论昧过所伤，难作精神久长之解。

---

① 痎（jiē 皆）：二日一发的疟疾。

② 张文虎《舒艺室续笔》：张文虎（1808—1885），字孟彪，一字啸山，号天目山樵，江苏南汇人。晚清学者。精于古籍考订之学，著有《舒艺室随笔》《续笔》《余笔》等，皆为古籍考订著作。《舒艺室续笔》1卷，为张氏考据古籍所得笔记，其中涉及《素问》的部分颇具价值。

"央"乃"殃"也，古文通用。

晋蕃按："央""殃"字通。《吴仲山碑》[1]"而遭祸央"，《无极山碑》[2]"为民来福除央"，"殃"俱作"央"。"殃"犹病也，《国语·晋语》"今以梗阳之贿殃之"注。"精神乃央"，犹言精神乃病也。俞氏《读书余录》据《楚辞》王逸[3]注，以为"央，尽也"，不知人至精神乃尽，已无生理。此文与上四节不过言五味所伤，训"央"为"尽"，于《经》义未合。

秋伤于湿

喻嘉言《医门法律》[4] 作"秋伤于燥"。汪谢城[5]曰：秋伤于湿，与《诗》"暵其湿矣"之"湿"同，据《说文》为"曝[6]"字之假借，非若"水流湿"之"湿"也。喻氏改"湿"为"燥"，字虽非而义自不悖。

---

[1] 吴仲山碑：汉刻碑文。

[2] 无极山碑：汉刻碑文。

[3] 王逸：约89—158，字叔师，南郡宜城（今湖北宜城）人。东汉文学家，史学家，著有《楚辞章句》。该书既保存了屈宋及汉人的楚辞作品，也是《楚辞》最早的完整注本。

[4] 喻嘉言《医门法律》：喻嘉言（1585—1664），本名喻昌，字嘉言，号西昌老人，江西新建人，明末清初著名医学家。著有《寓意草》《尚论篇》等。《医门法律》6卷，是一部对中医的医经、诊法、证治、方剂等分门别类进行阐述论证的著作。

[5] 汪谢城：1813—1881，名曰桢，字仲雍，一字刚木，号谢城，又号薪甫，浙江乌程（今湖州）人。晚清史学家。著有《二十四史日月考》《古今诸术考》等。

[6] 曝（qī 七）：东西湿了将干未干。

晋蕃按：《痹论》"或燥或湿"，抄宋本无"或燥"二字，正以"湿""燥"义相混而误衍也。王氏引之《经义述闻》三十一云："借湿为㬠，而解者误以为润湿之湿。"

形乃困薄

晋蕃按：顾氏炎武《唐韵正》[1] 引此文"薄，读旁故反"。《管子·内业》篇"思之而不捨，内困外薄"读与此同。房玄龄[2]注："五脏困于内，形骸薄于外也。"

故圣人传精神

俞氏樾《读书余录》曰：王注曰"夫精神可传，惟圣人得道者乃能尔"。按王注非也。"传"读为"抟"，聚也。抟聚其精神，即《上古天真论》所谓"精神不散"也。《管子·内业》篇"抟气如神，万物备存"，尹知章注"抟，谓结聚也"，与此文语意相近。作"传"者，古字通用。

晋蕃按：《征四失论》"所以不十全者，精神不专"，则此"传"字当读为"专"，犹言精神专一也。《论语》

---

① 顾炎武《唐韵正》：顾炎武（1613—1682），本名继坤，改名绛，字忠清，南都败后，改炎武，字宁人，号亭林，自署蒋山佣，昆山人。明末清初三大儒之一。著名思想家、史学家、语言学家。著有《日知录》《音学五书》等。《唐韵正》20卷，为《音学五书》之四，以古音正《唐韵》之讹。

② 房玄龄：578—648，别名房乔，字玄龄（一说名玄龄，字乔松），章丘人，唐代开国宰相。博览经史，著有《管子注》。

《释文》引郑注①"鲁读'传'为'专'"是其例。俞读为"抟","抟"即"专"字。《索隐》②云："'抟',古'专'字。古书多以'抟'为'专'。"王氏念孙《读书杂志》③于《管子·立政》篇详言之。

阳气者，烦劳则张，精绝

俞氏樾《读书余录》曰："张"字上夺"筋"字，"筋张""精绝"两文相对，今夺"筋"字则义不明。王注曰"筋脉张，精气竭绝"，是其所据本未夺也。

晋蕃按："张"即"胀"也。《左氏·成公十年传》"将食，张，如厕"《玉篇·肉部》④引作"胀"，《淮南·缪称训》"大戟去水，亭历愈张"，古皆作"张"。

其气九州九窍

俞氏樾《读书余录》曰："九窍"与"九州"初不相应，如王氏说，将耳目口鼻各应一州，能晰言之乎？今

---

① 郑注：指郑玄为《论语》所作的注释。郑玄，127—200，字康成，北海高密（今山东省高密市）人，东汉经学集大成者，遍注儒家经典，共约60种。

② 索隐：即《史记索隐》。

③ 王氏念孙《读书杂志》：王念孙（1744—1832），字怀祖，自号石臞，江苏高邮人，清代学者。除经史小学以外，并精熟水利，著有《读书杂志》《广雅疏证》等。《读书杂志》82卷，对《逸周书》《史记》《汉书》等作出精当考释，是训诂考据学的重要参考书。

④ 玉篇：一部按汉字形体分部编排的字书，共30卷（一说31卷）。梁武帝大同九年（543）太学博士顾野王撰。

按：“九窍”二字实为衍文，“九州”即“九窍”也。《尔雅·释兽》篇“白州驤”，郭注①曰：“州，窍。”《北山经》②“伦山有兽如麋，其川在尾上”，郭注曰：“川，窍也。”“川”即“州”字之误晋蕃按：毕氏沅《山海经新校正》③云：“川当作州”，是古谓“窍”为“州”。此云“九州”，不必更言“九窍”，“九窍”二字疑即古注之误入正文者。昧王注云云，似旧有“九州，九窍也”之说，而王氏申说之如此，此即可推其致误之由矣。《六节脏象④论》与此同误王注于《六节藏象论》引《灵枢·邪客》篇“地有九州、人有九窍”之文，此致误之由也，然云“其气九州九窍”，则于义难通矣。

晋蕃按：州，《说文》古文作“⺊⺊”，古布⑤作“⺊⺊”、“⺊⺊”。“州”之为“窍”，义取象形，“九窍”二字必原注其旁以释“九州”者。

汗出偏沮

新校正云：“沮”，《千金》作“祖”，全元起本作

---

① 郭注：即郭璞为《尔雅》所作注文。
② 北山经：《山海经》中的一篇。
③ 毕氏沅《山海经新校正》：毕氏沅即毕沅（1730—1797），字纕蘅，号秋帆，自号灵岩山人，镇洋（今江苏太仓）人。清代学者。官至湖广总督。经史小学金石地理之学，无所不通，续司马光书，成《续资治通鉴》，另著有《传经表》《经典辨正》《灵岩山人诗文集》《山海经新校正》等。《山海经新校正》为毕氏对《山海经》的考证校释之书。
④ 象：原作“泉”，据今本《素问》及《读书余录》改。
⑤ 布：古代钱币。

"恒"。胡氏澍《校义》云：《一切经音义》卷十引《仓颉篇》[1]曰"沮，渐也"，《广雅》曰"沮、润、渐、洳[2]，湿也"，《魏风》[3]"彼汾沮洳"，"其渐洳者"[4]，《王制》[5]"山川沮泽"，何氏《隐义》[6]曰"沮泽，下湿地也"，是"沮"为润湿之象。《经》文本作"沮"字无疑。孙本作"祖"，乃偏旁之讹《说文》古文"示"作"㸓"，与篆书"㪍"字相似，故"沮"误为"祖"，全本作"恒"，则全体俱误矣"沮"之左畔讹从"心"，《小雅·采薇》正义[7]引郑氏《易》注[8]所谓"古书篆作立心，与水相近"者也，其右畔讹作"亘"。"亘"与"且"今字亦相近，故合讹而为"恒"。

晋蕃按：王注谓偏汗出而湿润，人岂有偏汗出而不湿者，沮字不赘设乎？丹波元简《素问识》以为《千金》作"祖"，又《养生门》云："凡大汗勿偏脱衣[9]，喜得偏风，

---

① 仓颉篇："仓"原作"苍"，据字书改。《仓颉篇》为秦代李斯著，原为教儿童识字的字书，秦统一文字时成为小篆书体的样板。

② 洳（rù入）：潮湿。

③ 魏风：《诗经》十五国风之一。

④ 彼汾沮洳，其渐洳者："彼汾沮洳"为《诗经·魏风·汾沮洳》中的诗句，"其渐洳者"是《毛传》对"汾沮洳"的注释。

⑤ 王制：《礼记》当中的篇名。

⑥ 何氏《隐义》：何胤（446—531），字子季，庐江（今安徽庐江）人，跨南朝宋、齐、梁三代，经学家。著有《毛诗隐义》《礼记隐义》等。《隐义》指《礼记隐义》，为研究和阐释《礼记》的著作。

⑦ 小雅·采薇正义：《毛诗正义》对《诗经·小雅·采薇》一篇所作的注疏。《毛诗正义》又叫《毛诗注疏》，因作者为孔颖达，又简称为《孔疏》，共40卷。为唐太宗诏命所作《五经正义》之一。

⑧ 郑氏《易》注：即郑玄为《周易》所作注文。

⑨ 衣：原讹作"文"，据《素问识》改。

半身不遂"，作"袒"似是。按：袒，脱衣见体也。见《尔雅·释训》注。汗出而脱衣见体，岂有不致病者，故下文云"使人偏枯"，与《千金·养生①》门之言正合，且与下两节"汗出见湿""劳汗当风"文义一律，若作"汗出偏沮"，是但言汗之病形，与下两节义相违异矣。日本古书于医方尤夥②，所引《千金方》定可据也黄氏丕烈《严本仪礼校录》③云：李本作"祖"，此"祖"讹为"袒"，形涉而误。林□④引《千金方》作"袒"，为"祖"之误文无疑。"祖"本字作"但"，而经传皆以"袒"为之。

晋蕃又按：《五脏生成篇》"卧出而风吹之，血凝于肤者为痹"，《太素》杨上善注"出不覆衣也"，即"汗出偏袒，□⑤人偏枯"之一证。

春必温病

胡氏澍《校义》曰："春必温病"，于文不顺，写者误倒也，当从《阴阳应象大论》作"春必病温"宋本亦误作

---

① 生：《千金要方》作"性"。

② 夥（huǒ 火）：多。

③ 黄氏丕烈《严本仪礼校录》：黄，原作"王"，据《中国人名大辞典》改。黄丕烈（1763—1825），字绍武，号荛圃、荛夫，又号复翁，江苏吴县人，清代经学家、藏书家。黄氏将其所得宋元善本聚学者加以精校，集十几种刻为《士礼居丛书》，保留了很多珍本古籍。后世流传之《仪礼》经注本，以宋代严州本为最佳，黄氏得之而加以校录，成《严本仪礼校录》，编入《士礼居丛书》。

④ □据文意当为"亿"。

⑤ □据文意当为"使"。

"温病"，今从熊本、藏本乙正。《金匮真言论》曰"故藏于精者，春不病温"，《玉版论要》曰"病温虚甚死"，《平人气象论》曰"先夏至日者为病温"，《评热病论》曰"有病温者，汗出辄复热"，皆作"病温"。

晋蕃按：顾氏炎武《唐韵正》谓"病，古音平漾反"，引此文作"春必温病"，与下文"更伤五脏"为韵，然则《经》作"温病"，特古人之倒文协韵耳。

日中而阳气隆

《灵枢·营卫生会》篇"日中而阳陇"，"隆"作"陇"。

晋蕃按：元·李治《古今黈》云："《列子·汤问》①'自此冀之南汉之北无陇断焉'，《孟子·公孙丑》篇'有贱丈夫焉必求龙断而登之'，丁②云：'按龙与隆声相近，隆，高也，盖古人之言耳，如胥、须之类是也。'""陇"之与"隆"，文异义同。

足生大丁

陆氏懋修《素问音义》：足生大丁，谓高粱厚味足以致疗毒之大，王注谓"丁生于足"，林校谓"饶生大丁"，

---

① 列子：又名《冲虚经》，是道家重要典籍，约成书于前450—前375年之间。作者为列子及其后学。列子，名寇，又名御寇，郑国人，战国前期思想家，道家代表人物。

② 丁：指丁公著（762—826），字平子，江苏苏州人。官至吏部尚书兼翰林侍讲学士。著有《孟子手音》1卷。

皆失之。

俞氏樾《读书余录》云："足"疑"是"字之误。上云"乃生痤痱"，此云"是生大丁"，语意一律，"是"误为"足"，于是语词而释以实义，遂滋曲说矣。胡氏澍《校义》："足"当作"是"《荀子·礼论篇》"不法礼，不是礼，谓之无方之民；法礼是礼，谓之有方之士"，今本"是"并讹作"足"。"是"犹"则"也《尔雅》："是，则也"。"是"为"法则"之"则"，故又为"语辞"之"则"。《大戴礼·王言》篇"教定是正矣"，《家语·□□□①》篇作"正教定，则本正矣"，《郑语》②"若更君而周训之，是易取也"，韦昭③曰："更以君道导之，则易取。"言膏粱之变，则生大丁也。

高粱之变

王注：高，膏也。粱，粱也。顾氏观光《校勘记》曰：六书假借之例。

晋蕃按：《通评虚实论》"肥贵人则高粱之疾也"，《腹中论》"夫④子数言热中消中，不可服高粱芳草石药"，

---

① □□□：据《家语》及其引文当作"王言解"。
② 郑语：《国语》中的一篇。《国语》是中国最早的国别体史书。
③ 韦昭：204—273，字弘嗣，吴郡云阳（今江苏丹阳）人。三国时期吴国文学家、史学家、经学家。注过《孝经》《国语》等。
④ 夫：原为缺文，据今本《素问》补。

并作"高粱"。焦氏循《易通释》① 谓："高即膏之借，《素问》'高粱'即'膏粱'，'膏'从'高'声，得相通也。"《论语》"山梁雌雉"，郑云："孔子山行，见雉食粱粟也。"陆德②明《音义》③ 引之，知"梁"、"粱"古通。

阴者藏精而起亟也

抄《太素·调阴阳》篇"起亟"作"极起"。

晋蕃按：《易·说卦》"为亟心"，《释文》："亟"，荀④作"极"，云中也。此"亟"字亦当作"极"，训中。阴之起中，与下句"阳之卫外"相对为文。

故阳气者，一日而主外

俞氏樾《读书余录》曰：上文云"是故阳因而上卫外者也"，下文云"阳者卫外而为固也"，是阳气固主外，然云"一日而主外"则义不可通，"主外"疑"生死"二字之误。下文"平旦人气生，日中而阳气隆，日西而阳气已虚，气门乃闭"，虽言生不言死，然既有生即有死，阳气生于平

---

① 焦氏循《易通释》：焦循（1763—1820），字里堂，江苏甘泉人，清代经学家、算学家，乾嘉学派的代表人物。著有《孟子正义》《易通释》《易章句》等。《易通释》为焦循研究《周易》的代表著作。

② 德：原作"法"，据《毛诗音义》改。

③ 音义：为陆德明《经典释文》中的《毛诗音义》。

④ 荀：即荀爽（128—190），字慈明，东汉颍阴（今河南许昌市）人。东汉末经学家，于《易》学尤精，所著皆佚，今主要见于李鼎祚《周易集解》所辑荀氏《易注》。

旦，则是日西气虚之后已为死气也，故云"阳气者，一日而生死"，"生"与"主""死"与"外"并形似而误。

晋蕃按：《灵枢·营卫生会》篇"太阴主内，太阳主外，各行二十五度分为昼夜"，似"主外"不误，惟"一"字为衍文耳。

大骨气劳

顾氏观光《校勘记》曰："大骨"即高骨。

冬伤于寒

《云笈七签》引"寒"作"汗"。刘奎《松峰说疫》[①]曰：盖言冬时过暖，以致汗出，则来年必病温，余细体验之，良然。

晋蕃按：《宋书·鲜卑吐谷浑传》："楼喜拜曰：'处可寒。'""可寒"即"可汗"，"寒""汗"音近而转。冬伤于汗，春必温病，与《金匮真言论》"藏于精者，春不病温"同理，亦足以备一说。

---

① 刘奎《松峰说疫》：刘奎，字文甫，号松峰，山东诸城人，清嘉庆年间名医，著有《松峰说疫》《瘟疫论类编》等医书。《松峰说疫》6卷，在治疗瘟疫证方面独树一帜。

金匮真言论篇第四

长夏

纪氏昀《阅微草堂笔记》①曰："长夏"二字出《黄帝素问》，谓六月也，王太仆注"读上声"。杜工部②"长夏江村事事幽"句，皆读平声，盖注家偶未考也。

晋蕃按："长夏"王无注解，此据《六节藏象论》注。

故病在溪

《太素》作"故病在溪谷"。

晋蕃按：作"溪谷"是。《阴阳应象大论》云"溪谷属骨"，下文"是以知病之在骨也"，故此处曰"病在溪谷"。

其臭臊

林校：详"臊"《月令》作"羶"。

---

① 纪氏昀《阅微草堂笔记》：纪昀（1724—1805），字晓岚，一字春帆，晚号石云，道号观弈道人，卒后谥号文达，河间府献县人。清代学者。官至内阁学士、礼部尚书。主持编修了《四库全书》，并亲撰《提要》。《阅微草堂笔记》为其笔记小说集，其中有一些是考据文章。

② 杜工部：杜甫（712—770），字子美，自号少陵野老，因做过加检校工部员外郎，世称杜工部。祖籍襄阳。唐代伟大的现实主义诗人，有《杜工部集》。下文所引诗句出自杜诗《江村》。

晋蕃按：《吕氏春秋》《淮南·时则训》《玉烛宝典》并作"羶"。惠氏士奇《礼说》①曰："《月令》五臭无臊，故春臭羶，《内经》五臭无羶，故春臭臊。"

其臭腐

《月令》《玉烛宝典》俱作"其臭朽"。

晋蕃按：王注训腐朽②，知二字同义。《说文》"朽"作"殁"，"腐也"。慧琳《一切经音义》二引《韵英》③"腐，朽也"。"腐""朽"二字互训，故林校于"春臭"异文引《月令》，"冬臭"不引《月令》，以"腐""臭"义同也。

其谷稷

刘氏宝楠《释谷》④云：《初学记·五谷部》⑤引《周书》⑥曰："凡禾麦居东方，稻居中央，粟居西方，菽居北

---

① 惠氏士奇《礼说》：惠士奇（1671—1741），字天牧，一字仲孺，晚号半农，人称红豆先生，江苏吴县人。清经学家。著有《易说》《春秋说》等。《礼说》14卷，是考证、辨析《周礼》所涉名物制度之书。

② 训腐朽：即训"腐"为"朽"。

③ 韵英：唐代元庭坚所撰辞书，反映唐代长安地区的语音。原书已佚，散见于慧琳《一切经音义》和希麟《续一切经音义》中。

④ 刘氏宝楠《释谷》：刘宝楠（1791—1855），字楚桢，号念楼，江苏宝应人。清代学者。著有《论语正义》《殉扬录》等。《释谷》4卷，将训诂与农学相结合，特详于水稻的考证。

⑤ 初学记·五谷部：《初学记》为唐代类书，徐坚撰。《五谷部》为其中一个部类。

⑥ 周书：24史之一，载北周一朝历史。唐·令狐德棻主编。

方。"按：粟当居中央，稻当居西方，今刻本倒讹，秦汉时稷粟已不分，故《周书》以粟居中央。《内经》以稷居中央，其实作"粟"字是也。

飧泄而汗出也

林校曰：六字疑剩。李治《古今黈》："飧"字当析之为"勿令"二字也。

其谷麦

林校曰：《五常正①大论》云："其谷麻。"顾氏观光《校勘记》曰：以麦、黍、稷、稻、豆为五谷，与《管子·地员》篇及《周礼·职方氏》注、《淮南·修务训》注合。《五常正②大论》以麻、麦、稷、稻、豆为五谷，与《楚辞·大招》注合。然其□③谷，亦麦、黍互用，则未尝别"麦"于五谷之外也，此当各依本文。

故病在五脏

晋蕃按：五字疑衍，"夏气者，病在脏"，见上文。

---

① 正：林校作"政"。
② 正：顾观光《校勘记》作"政"。
③ □：据上下文意，疑为"五"字。

入通于心，开窍于耳

　　黄元御《素问悬解》①"耳"作"舌"。冯承熙《校余偶识》曰：《灵枢·脉度》篇"五脏常内阅于上七窍也"，下云"心气通于舌，心和则舌能知五味矣"，则正当作"舌"。

　　晋蕃按：《阴阳应象大论》"在脏为心，在窍为舌"，为《悬解》之所本。

————

　　① 黄元御《素问悬解》：黄元御（1705—1758），名玉璐，字元御，一字坤载，号研农，别号玉楸子。清代著名医学家。著有《伤寒悬解》《金匮悬解》等。《素问悬解》，黄氏据通行本《素问》的主要内容分类重编次，补齐散篇，采撷众论，间附心得。

阴阳应象大论篇第五

此阴阳反作

《玉版论要篇》作"阴阳反他"。

晋蕃按：《千金方》十七作"阴阳反祚"。祚，位也《文选·东都赋》①"汉祚中缺"注引《国语》贾注②。阴阳反祚，言阴阳反其位也。清气在下，浊气在上，正阴阳之反其位，"反作"当依《千金方》作"反祚"。

谷气通于脾

《太素》"谷"作"穀"。《甲乙经》同。

晋蕃按：林校引《千金方》亦作"穀"。《书·尧典》"昧谷"，《周礼·缝人》注作"柳穀"。《尔雅·释天》"东风谓之谷风"，郭注："谷之言穀。""谷"盖"穀"之假借字。

天有八纪，地有五里

抄《太素》三篇名佚"里"作"理"。

---

① 文选·东都赋：《文选》，南朝梁昭明太子萧统主持编选的诗文总集，又叫《昭明文选》。唐代有李善注本及六臣注本行于世。《东都赋》为东汉班固所作，收入《文选》当中。

② 贾注：指贾逵为《国语》所作注文。贾逵（30—101），字景伯，扶风平陵（今陕西咸阳西北）人。东汉经学家。著有《左氏传解诂》《国语解诂》《尚书古文同异》等，均已佚。

俞氏樾《读书余录》曰："里"当为"理"。《诗·朴械》篇郑笺①云："理之为纪。"《白虎通·三纲六纪篇》："纪者理也。"是"纪"与"理"同义。天言纪，地言理，其实一也。《礼记·月令》篇"无绝地之理，无乱人之纪"，亦以"理"与"纪"对言。下文云"故治不法天之纪，不用地之理，则灾害至矣"，以后证前，知此文本作"地有五理"也。王注曰"五行为生育之井里"，以"井里"说"里"字，迂曲甚矣。

晋蕃按：《六节藏象论》"行有分纪，周有道理"，《六元正纪大论》"欲通天之纪，从地之理"，皆以"理"与"纪"对言，下文"不用地之理"，林校反据此处误文"里"字，谓"理"当作"里"，是以不狂为狂矣。

春必温病

胡氏澍《校义》：熊本、藏本作"春必病温"，当从熊本、藏本乙转。说见《生气通天论》。

晋蕃按：作"病温"是。《文选·风赋》注、《周官新义》②引并作"春必病温"。李善注："与'中央生湿，湿生土'同"。王氏《新义》："与'秋必痎疟'同引《生气通天论》作"秋为痎疟"。知出此篇，非《生气通天论》之文。

---

① 郑笺：即郑玄为《诗经》作的注疏。
② 周官新义：义，原作"仪"，据上下文及史载改。《周官新义》为北宋王安石注解阐发《周礼》的著作，原有 22 卷，已佚，后据《永乐大典》等辑为 16 卷。

阴阳者，万物之能始也

林校曰：详"天地者"至"万物之能始"与《天元纪大论》同，彼无"阴阳者，血气之男女"一句，又以"金木者，生成之终始"代"阴阳者，万物之能始"。

晋蕃按：胡氏澍《校义》谓："阴阳者，万物之能始也"，当从《天元纪大论》作"金木者，生成之终始也"，若如今本则"阴阳者"三字与上相复，"能始"二字义复难通。不知此篇《经》文自篇首"阴阳者，天地之道也"以下屡言阴阳，如"积阳为天，积阴为地"，"清阳为天，浊阴为地"，"清阳上天，浊阴归地"等句再三言之，不嫌其复，以篇名"阴阳应象"意在反复推勘也。至"能始"之义，《释名·释言语》云："能，该也，无物不兼该也；始，息也，言滋息也。"盖惟阴阳兼该万物，万物非阴阳不滋息，故曰"阴阳者万物之能始也"。"能始"二字平列，与上四句"上下""男女""道路""征兆"文例一律。王注谓"能为变化生成之元始"，望文生训，固非《经》义，与上四句文例亦不符。然则误在王注，非《经》文之讹也。

能冬不能夏，能夏不能冬

《释音》：能，奴代①切。

---

① 代：原无，据《素问释音》补。

晋蕃按："能"即"耐"字。顾氏炎武《唐韵正》曰："《素问》'能冬不能夏，能夏不能冬'，又曰'能毒者以厚药'，《灵枢经》'能春夏不能秋冬，能秋冬不能春夏'，皆读作'耐'。"《春秋元命苞》① 谓"能之为言耐"，盖古者"能""耐"同字。

病之形能也，乐恬憺之能

胡氏澍《校义》曰："能"读为"态"。"病之形能也"者，病之形态也。《荀子·天论篇》"耳、目、鼻、口、形能各有接而不相能也"，"形能"亦"形态"杨倞注误以"形"字绝句，"能"属下读，高邮王先生《荀子杂志》② 已正之。《楚辞·九章》"固庸态也"，《论衡·累害篇》"态"作"能"。《汉书·司马相如传》"君子之态"，《史记》徐广本"态"作"能"今本误作"熊"。皆古人以"能"为"态"之证。下文曰"是以圣人为无为之事，乐恬憺之能"，"能"亦读为"态"，与"事"为韵。"恬憺之能"即恬憺之态也。

晋蕃按：《校义》以《释音》读"奴代切"为非。然王氏念孙《荀子杂志》云古字"能"与"耐"通，故亦与"态"通，则《释音》正以"能"为"态"也。王于

---

① 春秋元命苞：又名《元命苞》，是依托《春秋》的纬书。纬书是汉代依托儒家经义宣扬符箓瑞应占验之书。

② 高邮王先生《荀子杂志》：高邮王先生即王念孙，高邮人。《荀子杂志》为王氏对《荀子》一书所作校注考释，收入其《读书杂志》中。

此篇"能"字无注，于《风①论》"及其病能"则注曰"能谓内作病形"，则王注以"能"为"态"也。《经》文中如《厥论》曰："愿闻六经脉之②厥状③病能也"，"厥状"与"病能"并举，尤以"能"为"态"之显证耳。

从欲快志于虚无之守

胡氏澍《校义》曰："守"字义不相属，"守"当为"宇"。《广雅》："宇，尻也"《经典》④通作居。"虚无之宇"，谓虚无之居也。"从欲快志于虚无之宇"与《淮南·俶真》篇"而徙倚乎汗漫之宇"句意相似。"宇"与"守"形相似，因误而为"守"《荀子·礼论篇》"是君子之瓆宇宫廷也"，《史记·礼书》"瓆宇"误作"性守"，《墨子·经上》篇"宇弥异所也"，今本"宇"字误作"守"。

故喜怒伤气，寒暑伤形，暴怒伤阴，暴喜伤阳，厥气上行，满脉去形

抄《太素》三篇名佚无"暴怒伤阴，暴喜伤阳，厥气上行，满脉去形"四句。

晋蕃按：四句疑"喜怒伤气"之注文。

---

① 风：原为缺文，据《素问·风论》补。
② 之：原为缺文，据《素问·厥论》补。
③ 状：原为缺文，据《素问·厥论》补。
④ 经典：《经典释文》的简称。

观浮沉滑涩而知病所生以治

林校曰：《甲乙经》作"知病所在以治则无过"，下"无过"二字续此为句。抄《太素》三篇名佚"以治"二字属下节。

晋蕃按："知病所生"与上文"知部分""知所苦""知病所主"文义一律，自当于此绝句。"以治"二字与下文"无过"为句，"以治无过，以诊则不失"，相对为文，故《太素》别为一节。

气虚宜掣引之

《甲乙经》六"虚"作"实"。抄《太素》三篇名佚"掣"作"掣"。林校曰：《甲乙经》"掣"作"掣"。

晋蕃按：注以"掣引"为"导引"。《中藏经》[①] 第四十七篇云："宜导引而不导引，则使人邪侵关节，固结不通；不当导引而导引，则使人真气劳败，邪气妄行。"是导引所以治气实非所以治气虚，"虚"当从《甲乙经》作"实"。"掣引"，本作"瘅引"。《汉书音训》服虔[②]曰

---

① 中藏经：又名《华氏中藏经》，旧署华佗所作，具体成书年代不详。
② 《汉书音训》服虔："训"，原作"义"，据《汉书音训》改。服虔，字子慎，初名重，又名祇，河南荥阳人，东汉经学家。著《春秋左氏传行谊》《通俗文》等，均已佚。《汉书音训》为注释《汉书》音义著作，有清末杨守敬辑佚校补本。

"瘈，音瘛引之瘈"是其证。《说文》："引纵①曰瘛。"字正作"瘛"。段氏玉裁曰："俗作瘛②。"《集韵》两出"瘛"字，一云"通作瘛"，一云"或作瘛"，故《太素》《甲乙经》作"瘛"，《素问》作"瘛"，但《玉篇》《广韵》俱无"瘛"字，盖传写者以后出之字改之。

晋蕃又按：王氏昶《春融堂集》③云："▢易其▢瘛之为瘛，六经古文已不引于《说文》。"

暴怒伤阴，暴喜伤阳

顾氏观光《校勘记》曰：《淮南·原道训》云："人大怒破阴，大喜坠阳。"

晋蕃按："人大怒破阴，大喜坠阳"，亦见《文子④·道原》篇。

气味辛甘发散为阳，酸苦涌泄为阴

晋蕃按："气"字疑衍。上文自"阳为气，阴为味"

---

① 纵：原为缺文，据《说文》补。

② 俗作瘛：《说文解字注》"瘛"字条下无此三字。

③ 王氏昶《春融堂集》："春融"二字为缺文，据《清史稿》卷148补。王昶（1724—1806），字德甫，号述庵，一字兰泉，又字琴德，江苏青浦人。清乾隆时期学者。官至刑部侍郎。著述颇丰，有《金石萃编》《明词综》等。《春融堂集》68卷，为王昶的诗文集。

④ 文子：先秦时的道家书。唐玄宗诏改为《通玄真经》，与《老子》《庄子》《列子》并为道教四部经典。作者文子（似依托），据说为老子弟子，与孔子同时。

至"味厚则泄，薄则通，气薄则发泄，厚则发热"，俱"气""味"对言。上节"壮火之气"云云则专言气，此节"辛甘酸苦"则专言味，所以不承上文也。《神农本草经·序录》："药有酸、咸、甘、苦、辛五味，又有寒、热、温、凉四气。"是"味"非"气"。云"气味"者，涉^①上一句"少火生气"之"气"字而衍。

天有四时五行以生长收藏，以生寒暑燥湿风

《太素》三篇名佚无"风"字。

晋蕃按：《太素》夺误，《□羽书》^② 言"五行以生寒暑燥湿风"，观下文"寒生水，热生火，燥生金，湿生土，风生木"，不得无"风"字。注云"一本有风"，杨氏据别本以校正也《天元纪大论》："天有五行御五位，以生寒暑燥湿风"。

---

① 涉：下原衍一"涉"字，据文意删。
② □羽书：因脱字，不详何书。

阴阳离合论篇第六

阴阳霾霾

新校正云：按别本"霾霾"作"衝衝"。张氏文虎《舒艺室续笔》曰：注"霾霾，言气之往来也"，字书、韵书绝无"霾"字，据王注则即《易·咸九四》"憧憧往来"之"憧"字也，从心从童。京房[1]作"憧憧，音昌容反"，故林引别本作"衝衝"，"衝"亦本作"衝"也。

晋蕃按：《太素》作"钟钟"。杨上善注："钟钟，行不止住貌。"凡重言形况字，借声托谊[2]，本无正字。

则出地者命曰阴中之阳

俞氏樾《读书余录》曰："则"当为"财"。《荀子·劝学篇》"口耳之间则四寸耳"，杨倞注曰"'则'当为'财'，与'才'同"，是其例也。"财出地者"犹"才出地也"，与上文"未出地者"相对，盖既出地则纯乎阳矣，惟财出地者乃命之曰阴中之阳也。

---

① 京房：前77—前37，西汉学者，本姓李，字君明，东郡顿丘（今河南清丰西南）人。其《易》学著作极多，大多散佚，今只存《京氏易传》3卷。西汉另有一位京房，受学于杨何，官至太中大夫、齐郡太守，于《易》学也有研究。

② 谊：此指含义。

厥阴根起于大敦，阴之绝阳，名曰阴之绝阴

《太素》"大敦"下有"结于玉阴"四字。《甲乙经》
同。俞氏樾《读书余录》曰：既曰"阴之绝阳"，又曰
"阴之绝阴"，义不可通，据上文太阳、阳明并曰"阴中之
阳"，则太阴、厥阴应并言"阴中之阴"，疑此文本作"厥
阴起根于大敦 当补 "结于玉阴"① 句，阴之绝阳，名曰阴中之
阴"，盖以其两阴相合有阴无阳，故为阴之绝阳，而名之
曰"阴中之阴"也，两文相涉，因而致误。

晋蕃按：《文选》鲍明远② 《还都道中》诗注："绝犹
尽也。""厥阴"之"厥"王注训"尽"，则以"厥阴"为
"阴之绝阴"，于义亦通。

---

① 阴：原作"英"，据上文改。
② 鲍明远：即鲍照（约 415—470），字明远，南朝宋文学家。

阴阳别论篇第七

其传为㿗疝

晋蕃按：《至真要大论》作"癫疝"。"阳明之胜，外发癀疝。"《灵枢·邪气脏腑病形》篇"癀"作"癀疝""肝脉滑甚为癀疝"。

肠辟死

新校正曰：按全元起本"辟"作"澼"。

晋蕃按："辟"读如《荀子》"辟门除涂"之"辟"，杨倞注：辟与阚同。乃开肠洞泄之证，故注云"肠开勿禁"，与《通评虚实》等篇"肠澼"异病，不必改字。

阴阳结斜

《太素》"结斜"作"结者针"。张氏琦《释义》曰："斜"义未详，或衍字也。张氏文虎《舒艺室续笔》曰："斜"乃"纠"字误。

晋蕃按：详上下文义皆言病，不言治，《太素》此处独出"阴阳结针者"句，亦疑之误。唐·释慧琳《大藏经音义》"衺正"作"袤"，考^①声，云："衣不正也，或作'邪'"。段氏玉裁曰："'袤'字作'邪'。"《灵枢·经脉》篇"邪走足心"，《动输》篇云"邪入腘中"，《甲乙经》"邪"俱作"衺"，盖"衺"即"邪"字。

别于阳者，知病处也；别于阴者，知死生之期

新校正云：《玉机真脏论》云："别于^②阳者，知病从来；别于阴者，知死生之期。"俞氏樾《读书余录》云："来"字与"期"字为韵，"处也"二字似误。

所谓阳者，胃脘之阳也

《太素》"脘"作"胞"。王注：一云胃胞之阳，非也。

别于阳者，知病忌时；别于阴者，知死生之期

晋蕃按：俞氏樾《读书余录》云："'忌'者当作'起'，字之误也。"引《玉机真脏论》"别于阳者，知病从来；别于阴者，知死生之期"，谓此云"知病起时"，犹彼云"知病从来"也，于上文"别于阳者知病处也"云云，亦以"处也"二字为误，《玉机真脏论》"来"与"期"韵为是。审^③是，则上下文义并同《玉机真脏论》，

---

① 考：疑为"牙"字之讹。
② 于：此下原衍"阴"字，据《素问·玉机真脏论》删。
③ 审：果真。

文无甚分别，故滑寿《读素问抄》^① 云"二句申前说，或直为衍文亦可"。

淖则刚柔不和

《释音》："淖"同"潮"。

晋蕃按："淖"当作"淖"，《释音》误也。《生气通天论》王注引此文作"淖则刚柔不和"，彼篇《释音》"淖，怒教切"，则固从水卓声之淖，而非从水朝省之淖矣。

晋蕃又按：《管子·地员》篇"淖而不韧，刚而不毂"，"淖"与"刚"对为文，"淖则刚柔不和"，犹言一于柔则刚柔不相和，为上文"刚与刚"之对文，王注失之。

三阳在头

晋蕃按："头"当作"颈"。王注："颈谓人迎，人迎在结喉两旁一寸五分。"《灵枢·寒热病》篇"颈侧之动脉人迎"。然则人迎在颈，非在头也。《说文》"项，头后也"，《玉篇》作"颈后"，《文选·洛神赋》注引《说文》作"颈也"，盖二字传写易讹也。

① 滑寿《读素问抄》：滑寿（约 1304—1386），字伯仁，晚号撄宁生，元代大医学家，著有《读素问抄》《难经本义》《十四经发挥》等。《读素问抄》，3 卷，选录《素问》重要内容，分为藏象、经度、脉候、病能等 12 类，结合作者研究作简要注释，是研究《素问》的重要参考书。

二阳一阴发病

顾氏观光《校勘记》曰：《圣济总录》[①] 无"二阳"二字，王注亦不言胃与大肠。张氏琦《释义》曰：二字衍文。

阴搏阳别

《平人气象论》王注引"搏"作"薄"。顾氏观光[②]《校勘记》曰："薄"字误，当作"搏"。

一阴俱搏，十日死

古抄本、元椠本"日"下有"平旦"二字。

---

① 圣济总录：又名《政和圣济总录》，200 卷，北宋徽宗朝官修中医方剂著作。

② 光：原为缺文，据《素问校勘记》补。

灵兰秘典论篇第八

消者瞿瞿

新校正云：《太素》作"肖者濯濯"。俞氏樾《读书余录》曰：《太素》是也。"濯"与"要"为韵，今作"瞿"，失其韵矣。《气交变大论》亦有此文，"濯"亦误作"瞿"，而"消"字正作"肖"，足证古本与《太素》同也。

晋蕃按：肖，小也《方言①·十二》："肖，小也"；濯，大也《尔雅·释诂》："濯，大也。""肖肖濯濯"即上文"至道在微，变化无穷"，"千之万之，可以益大②"之义，详文义亦从《太素》为是。

脾胃者，仓廪之官，五味出焉

《素问遗篇·刺法论》③ "脾"下补"为谏议之官，知

① 方言：全称《輶轩使者绝代语释别国方言》，西汉扬雄著，是中国第一部方言比较词汇集，共13卷，总汇了从先秦到汉代的方言。
② 千之万之，可以益大：此八字非为"上文"，而在下文。作者误记。
③ 素问遗篇：又名《黄帝内经素问遗篇》《素问佚篇》《素问亡篇》。1卷。撰人佚名（一作北宋·刘温舒撰）。本书是唐以后人因《素问》王冰注本中独缺《刺法论篇第七十二》《本病论篇第七十三》两篇，遂托名写成。内容以论述运气学说中的前后升降、迁正退位等问题为主，杂有鬼神致病、咒语等论述。

周出焉"九字。

晋蕃按：下文言十二官，《经》只十一官，故《素问遗篇》特补脾之官，不知《经》言十二官犹上文十二脏之谓。"脾为仓廪之本"，亦见《六节藏象论》，不必补"谏议"一官以足十二官之数。

恍惚之数，生于毫厘，毫厘之数，起于度量

顾氏观光《校勘记》曰：言积恍惚而生毫厘，积毫厘而起度量也。"于"，语助词。《文六年谷梁传》① 曰"闰月者，附月之余日也；积分而成于月者也"，与此"于"字同义。

---

① 文六年谷梁传：即《春秋谷梁传》中的"文公六年"篇。

六节藏象论篇第九

脾、胃、大肠、小肠、三焦、膀胱者，仓廪之本，营之居也，名曰器，能化糟粕，转味而入出者也。其华在唇、四白，其充在肌，其味甘，其色黄，此至阴之类，通于土气

滑氏无"其味甘其色黄"六字，从新校正

滑寿《素问抄》曰：此处疑有错误，当云①"脾者仓廪之本，营之居也，其华在唇、四白，其充在肌，此至阴之类，通于土气。胃、大肠、小肠、三焦②、膀胱，能化糟粕转味而出入者也"。

晋蕃按：滑说是。《五脏别论》胃、大肠、小肠、三焦、膀胱合言，是其证也。《云笈七签》五十七引亦作"脾者，仓廪之本"。

晋蕃又按："名曰器"三字滑氏漏失。张氏琦《释义》云："当在'膀胱'字下，对五神脏言，故曰器。"

此为阳中之少阳

新校正云：全元起本并《甲乙经》《太素》作"阴中之

---

① 云：原作"去"，据《读素问抄》改。
② 三焦：原作"膀胱"，据《读素问抄》改。

少阳"。顾氏观光《校勘记》曰：《灵枢》亦云肝为阴中之少阳。俞氏樾《读书余录》曰：此言肝脏也。《金匮真言论》曰："阴中之阳，肝也"，则此文自宜作"阴中之少阳"，于义方合。王氏据误本作注，而以少阳居阳位说之，非是。

晋蕃按：《五行大义》① 引亦作"阴中之少阳"，与《灵枢》及林校同。尤氏怡《医学读书记》② 云："《素》以肝为阳者，言其时；《灵》以肝为阴者，言其脏也。"

心者，生之本，神之变也

新校正云：全元起本并《太素》作"神之处"。俞氏樾《读书余录》云："处"字是也。下文云"魄之处""精之处"，又曰"魂之居""营之居"，并以居处言，故知"变"字误矣。

晋蕃按：《五行大义》引作"神之所处"。

为阳中之太阴

林校曰："太阴"，《甲乙经》并《太素》作"少阴"。顾氏观光《校勘记》云：《灵枢·阴阳系日月》亦云"肺为阳中之少阴"。

晋蕃按： 《五行大义》引亦作"阳中之少阴"，与

---

① 五行大义：隋代萧吉著，五行理论著作。
② 尤氏怡《医学读书记》：尤怡（1650—1749），字在泾，号拙吾，别号饮鹤山人，长洲人，清代医家，所著医书有《伤寒贯珠集》《金匮要略心典》等。《医学读书记》为尤氏读书证治心得杂记。

《灵枢》及林校同。尤氏怡《医学读书记》云："《素》以肺为太阴者，举其经之名；《灵》以肺为少阴者，以肺为阴脏而居阳位也。"

为阴中之少阴

林校曰：全元起本并《甲乙经》《太素》"少阴"作"太阴"。顾氏观光《校勘记》云：《灵枢》亦云"肾为阴中之太阴"。

晋蕃按：《五行大义》引亦作"阴中之太阴"，与《灵枢》及林校同。尤氏怡《医学读书记》云："《素》以肾为少阴者，举其经之名；《灵》以肾为太阴者，以肾为阴脏而居阴位也。"

人以九九制会

林校曰：详下文云"地以九九制会"。顾氏观光《校勘记》曰：下有"以为天地"之文，则"人"当作"地"。

其气九州九窍皆通乎天气

顾氏观光《校勘记》曰：以《生气通天论》校之，"九窍"下脱"五脏十二节"五字。

悉哉问也

元椠本"哉"上有"乎"字。

帝曰：善。余闻气合而有形，可得闻乎

林校曰：详从前"岐伯曰：昭乎哉问也"至此，全元起本及《太素》并无，疑王氏之所补也。张氏琦《释义》曰：盖篇首问辞，古文残缺，王氏遂摭《五行运论》《三部九候^①》诸篇改窜入之。

晋蕃按：上文"工不能禁"下注云"此上十字，文义不伦，古人错简，次后'五治'下乃其义也，今朱书之"。王氏《素问序》言"凡所加字，皆朱书其文"，然则王氏于应删应加之文皆朱书以别之，未尝擅改古书，必无改窜诸篇之理，故林校疑为王氏所补，但中间十字，文义不伦，以为古人错简而朱书之，则非王氏之所补甚明，殆别出古书，如取《阴阳大论》以补《天元纪》等篇之例，观其杂论天度五运，或即为《阴阳大论》中文。

其味酸，其色苍

新校正：详此六字当去。

晋蕃按：林氏谓《阴阳应象大论》已著色味详矣，此不当出之。顾肝之味酸色苍，与脾之味甘色黄，《金匮真言论》早详言之，在《阴阳应象大论》已为复出，凡彼篇之文并见于此篇者，《经》中所在多有，未可以心、肺、

---

① 候：原作"侯"，据张琦《释义》改。

肾三脏之色味偶为传写者之脱去，因并此而去之。况上文
"帝曰：藏象何如"，王注"象谓所见于外，可阅者也"，
五脏之色非尤见于外而可阅者乎？

其味甘，其色黄

新校正云：详此六字当去。

晋蕃按：详"其味酸"下。

关格之脉嬴①

新校正：详"嬴"当作"盈"。脉盛四倍以上，非
嬴②也，乃盛也，古文"嬴"与"盈"通用。

晋蕃按：高诱注《淮南·时则训》："嬴，盛也。"
"关格之脉嬴"正谓脉盛四倍以上，非假"嬴"为"盈"，
惟"嬴"与"盈"古字通《文选·古诗》李善注："嬴与盈同，
古字通"，或林氏所据之本作"嬴"，故以为当作"盈"耳。

---

① 嬴：今本《素问》作"嬴"。
② 嬴：新校正作"嬴"。

五脏生成篇第十

多食酸则肉胝膔①而唇揭②

《医心方》二十七引《太素》"胝膔"作"腑肥"。

晋蕃按：抄《太素》此篇已佚，"腑""肥"二字不见于字书，偏旁舟、已必□□别。《韵会举要》③："蒭，俗作刍；氏，俗作互"《史晨后碑》④ "祗"从"互"，篆作"⻊"。"舟"殆"蒭"之误文，"已"殆"氏"之坏文，"腑肥"实即"胝膔"二字倒持耳。

故色见青如草兹⑤者死

张氏琦曰："故"字衍。

晋蕃按："故"一本作"败"，下文王注"脏败故见死色也"，引《三部九候⑥论》"五脏已败，其色必夭，夭必死矣"，作"败"是。然《释名·释丧制》云："汉以

---

① 胝膔（zhīzhòu 支咒）：皮肤干厚成茧、皱缩。
② 唇揭：唇上翻。
③ 韵会举要：全称《古今韵会举要》，元代音韵训诂著作，作者熊忠。
④ 史晨后碑：东汉建宁时期鲁相史晨，为祀孔而以隶书作碑，立于孔庙，史称"史晨碑"。分为前后两碑，前碑载奏章，后碑叙飨礼之事。
⑤ 兹：原作"氵"，为烂文，据今本《素问》及上下文改。
⑥ 候：原为缺文，据今本《素问》补。

来谓死为物故，言其诸物皆就朽故也"，作"故"，义亦可通《南史·隐逸·刘凝之传》："人尝认其所著屐，笑曰：'仆着已败，令家中觅新者偿君。'"《宋书》"败"作"故"。

又按：《生气通天论》林校云："草滋之作草兹，古文简略，字多假借，兹与滋义同"《小雅》"兄①也永叹"，传曰："兄，兹也"；《大雅》"仓兄填兮"，传曰："兄，滋也"。但据《说文》"滋，益也，兹草木多益"，则此"草兹生"正当作"兹"，非由假借，林校失之。

又按：焦氏循《易余籥录》曰："王冰云：兹，滋也，言如草初生之青色。按《史记·仓公传》云：'望之杀然黄，察之如死青之兹'。兹为死青，非初生明矣。"

黑如炲

晋蕃按："炲"字亦作"炱"。《素问》俱作"炲"，《风论》"其色炲"。《说文》"灰，炱煤也"。《通俗文》"积烟为炱煤"。《玉篇》"炱煤，烟尘也"。

此五脏所生之外荣也

《难经·六十一难》滑注引"所生"作"生色"。

晋蕃按：上文王注"是乃真见生色也"，作"生色"是。

---

① 兄（kuàng 矿）：通"况"，滋益，增加。《诗·大雅·召旻》："彼疏斯粺，胡不自替？职兄斯引。"毛传："兄，兹也。"

此四肢八溪之朝夕也

陆懋修《素问音义》："朝夕"与"潮汐"通。《文选·江赋》"或夕或朝"注引《抱朴子》曰："麋氏云朝者，据朝来也；言夕者，据夕至也。"

晋蕃按：《移精变气论》"虚邪朝夕"，《子华子》[①]"一人之身为骨，凡三百有六十，精液之所朝夕也"，雷浚《说文外编》[②] 云："《说文》无'汐'字。'潮'作'朝'，'汐'作'夕'，古假借字。"

卧出而风吹之

晋蕃按：《千金方》十八"不能卧出者"，《外台》引作"不能卧坐者"，此"出"字似应作"坐"字。

凝于脉者为泣

明·吴崑《素问注》[③]："泣""濇"同。张氏琦《释

---

①　子华子：春秋时期子书，对养生有独特主张。作者子华子，春秋时期哲学家，晋国人，思想接近道家，但有独特之处。

②　雷浚《说文外编》：浚，原作"俊"，据《说文外编》著者改。雷浚（1814—1893），字深之，号甘溪，吴县人。清代诗人、学者。所著汇刻为《雷刻八种》。其中《说文外编》16 卷，为文字学著作。

③　吴崑《素问注》：吴崑（1551—1620），字山甫，号鹤皋，自号参黄子。安徽歙县人。明代著名医家、医学理论家、藏书家，新安医学的代表人物，著有《医方考》《脉语》《黄帝内经素问吴注》等。《素问注》指《黄帝内经素问吴注》，简称《素问吴注》，24 卷，说理透彻，密切联系临床，深受欢迎。

义》："泣""涩"同。俞氏樾《读书余录》云：王注曰
"泣为血行不利"，字书"泣"字并无此义，"泣"疑
"洰"字之误。《玉篇·水部》："洰，胡故切，闭塞也。"
"洰"字右旁之"互"误而为"立"，因改为"立"而成
"泣"字矣。上文云"是故多食盐则脉凝泣而变色"，
"泣"亦"洰"字之误。王氏不注于前而注于后，或其作
注时此文"洰"字犹未误，故以"血行不利"说之，正
"洰"字之义也。《汤液醪醴论》"荣泣卫除"，《八正神明
论》"人血凝泣"，"泣"字并当作"洰"杨慎《丹铅杂
录》①：《素问》泣，音义与涩同。

　　晋蕃按：段氏玉裁云："泣，《素问》以为'涩'字。"
然《解精微论》"请问哭泣而泪不出者"，则固从"泣"
之本训。《至真要大论》"短而涩"，未尝以"泣"为之。
大抵《经》文"泣"字注家作"涩"字解者，并"洰"
之误。

此三者血行而不得反其空，故为痹厥也

　　晋蕃按：上文"血凝于肤者为痹，凝于脉者为泣，凝
于足者为厥"，此承上三者言痹厥而不及"泣"，以"泣"
非病名。《平人气象论》云"脉涩曰痹"。"脉涩"即"脉

---

　　①　杨慎《丹铅杂录》：杨慎（1488—1559），字用修，号升庵，后因流
放滇南，自称博南山人、金马碧鸡老兵。四川新都人。明代文学家，学者。
官至翰林院修撰。以诗闻名。论古考证之作颇广，著作达百余种，后人辑为
《升庵集》。《丹铅杂录》10卷，主要考论经史、诗文、训诂，广涉经史子集。

泣"，言痹可该①泣也。

小溪三百五十四名

王注：以三百六十五小溪言之，除十二俞外，则当三百五十三名，《经》言"三百五十四"者，传写行书误以"三"为"四"也。

少十二俞

新校正：别本及全元起本、《太素》"俞"作"关"。

晋蕃按："俞"当作"关"。杨上善注："手足十二大节名十二关。"

徇蒙招尤

宋·许知可《本事方》②"尤"作"摇"。俞氏樾《读书余录》云："徇"者，"眴"之假字；"蒙"者，"矇"之假字。《说文·目部》："旬，目摇也，或作眴矇，童蒙也，一曰不明也。"于义甚显。注家泥"徇"之本义而训为"疾"，斯多曲说矣。

晋蕃按："招尤"，《本事方》作"招摇"，盖"尤"

---

① 该：古同"赅"，包括。

② 许知可《本事方》：许叔微（1079—1154），字知可，江苏白沙人，宋代医学家。曾为翰林学士，后钻研医学，活人甚众。著有《普济本事方》10卷。《本事方》即《普济本事方》的简称，又名《类证普济本事方》，收录方剂300余首，采方简要，理论清晰，价值较高。

为"抗①"之误文抗，音由。《周礼·春人》"女春抗二人"，郑康成注引《诗》②"或春或揄"，今作"揄"。"抗"或作"揄"，《骨空③论》"揄臂齐肘"，王注读"揄"为"摇"，"招抗"即"招摇"。许知可曰："招摇不定，晕之状也。"

---

① 抗（yóu 由）：亦作"伉"，同"揄"，召取。
② 诗：原为缺文，据《十三经注疏》补。
③ 空：原为缺文，据今本《素问》补。

五脏别论篇第十一

是以五脏六腑之气味

古抄本"以"作"故"。

异法方宜论篇第十二

天地之所始生也

《医心方》"所"作"法"。

其治宜砭石

晋蕃按："砭石"亦作"针石"。《后汉书·赵壹传》："针石运乎手爪。"李注："古者以砭石为针。"《管子·法法》篇"痤疽之痬与疽同之礦石"，字以"礦"为之《群书治要》[①] 及《太平御览·刑法部》十八引并作"砭石"。王念孙曰："礦字本作磺。《说文》：磺，铜铁朴也。《南史·王僧孺传》：古人当以石为针，必不用铁……季世无复佳石，故以铁代之。作礦者，乃后人失以石□病之遗法而以意改之。"

其民不衣而褐薦

抄《太素》"褐薦"作"叠篇"。《甲乙经》无此句。

晋蕃按：《诗·邶风》孔疏云："褐，皆织毛为之。"

---

① 群书治要：初唐类书，唐太宗李世民命魏微等编撰，辑录经史百家，取其精髓，以匡正政治。一说该书第一作者为萧德言。

《史记·货殖列传》《索隐》引《广志》[1] 云："叠，毛织也。"二名实一物也。《说文》："褐，编枲袜，一曰粗衣。"杨上善注"谓以叠篇其身"，殆读"篇"为"编"《方言》"江淮家居簰[2]中谓之薦"，《集韵》"□为[3]筏上居曰篇"，字从竹。《太素》"篇"字或为"篇"之误。

又按：东方食鱼，北方乳食，南方食胕，中央食杂，并言食，不言衣，故《甲乙经》删之。但古人文字简质，详略本无一定，西方陵居多风，故不衣而褐薦。惟下句云"其民华食而脂肥"，"其民"二字文义复出，此句当别为一篇耳。

其民华食而脂肥

抄《太素》"华"作"笮"。

晋蕃按：《太素》作"笮食"，是也。《文选·长笛赋》注引《国语》"中刑用刀锯，其次用钻笮"，韦昭注为"笮"，而贾逵注为"凿"，盖"笮"与"凿"通，"凿"为"鑿"之假借。《诗·生民》《左传·桓二年》《释文》并云"精米也"。所食精凿，故其民脂肥，犹《通评虚实论》"高粱肥贵"之义也。杨上善注"谓食物

---

① 广志：晋代郭义恭著，是我国古代一部优秀的博物志书，内容广泛博杂。

② 簰（pái牌）：《方言》作"箄"。亦写作"簰"。缚竹、木成排的渡河用具，也称筏。

③ □为：据《集韵·霰韵》当为"楚谓"二字。

皆压筐磨碎，不以完粒食之"，望文生训，则失《经》义矣。

其治宜灸焫①

陆氏懋修《灵枢音义》曰："焫"与"爇"通。《甲乙经》作"爇"。《礼·郊特牲》"焫萧"，《释文》："焫同爇。"

晋蕃按：《御览》三百九十七引《灵枢·淫邪发梦》篇文"燔焫"作"燔灼"。

南方者天地所长养，阳之所盛处也

俞氏樾《读书余录》曰："阳之所盛处也"，当作"盛阳之所处也"，传写错之。

其地下

《太素》作"其地洿下"。

晋蕃按：王注："地下则水流归之，应依《太素》作洿当作洿下。"王氏夫之《说文广义》② 云："洿，浊水下③

① 灸焫（ruò）：艾灸烧灼。灸，原作"炙"，据今本《素问》改。焫，焚烧。
② 王氏夫之《说文广义》：王夫之（1619—1692），字而农，号姜斋，湖南衡阳人，学者称船山先生。明清之际思想家，学者。学问渊博，一生著书320卷，后人编为《船山遗书》。《说文广义》是王夫之研究《说文》，解说字义的著作。
③ 下：《说文》作"不"。

流也。一曰㾆下也，音乌。"　"洿"与"隆"对，故"洿下"连文。若"污"字，从"亏"则音乌故切。作"污"者盖传写失之。

其民嗜酸而食胕

《甲乙经》"胕"作"臊"。新校正云：全元起云："食鱼也。"俞氏樾《读书余录》云："胕"即"腐"字，故王注曰"言其所食不芳香"。新校正曰"全元起云'食鱼也'"，食鱼不得谓之食胕，全说非。

晋蕃按：《甲乙经》作"臊"，是也。《金匮真言论》"其臭臊"，注："凡气因木变则为臊。"五味木生酸，其民嗜酸，故食臊。《礼记·内则》"狗赤股而躁，臊"。疏云："臊，谓臊恶。"故王注谓"不芳香"。若同"腐"之"胕"，王注于《风论》"疠者有荣气热胕"则训"胕坏"，于《阴阳类论》"沉为脓胕"则训"胕烂"，此注不与彼篇同义，知王氏所据之本亦作"臊"，不作"胕"也。全元起本云"食鱼也"，东方其民食鱼已见上文，或传写之误。

故其民皆缀理而赤色

张琦《释义》^①曰："缀理"疑误。

---

① 张琦《释义》：即张宛邻《素问释义》。

晋蕃按："缬"，王注训"密缬"。"缬理赤色"为上文"黑色疏理"之对文。严可均《说文校义》①云："缬，经典皆作致。"《周礼》大司徒职"宜膏□②"，郑司农③注"理缬且白如膏④"，"缬理"犹《周礼》注之"理致"，非误文。《考工记》⑤"积理而坚，疏理而柔"，注："积，致也。"亦相对为文张氏之疑误，谓南方之民不得言缬理耳，然疏理者宜砭石，缬理者宜微针，玩⑥上下文义，似无讹误。

其治宜导引按蹻

晋蕃按：《灵枢·病传》篇"导引行气乔摩"，以"乔"为之。顾氏炎武《唐韵正》云："《说文》'蹻，读若王子蹻'，则知王子乔⑦汉时有作'蹻'者，盖'蹻''乔'古通也。"

---

① 严可均《说文校义》：严可均，1762—1843 年，字景文，号铁桥，浙江乌程人。清文献学家、藏书家。精考据学，著有《说文长编》等。《说文校义》为研究《说文》的名著。

② □：据《周礼》当作"物"。

③ 郑司农：郑众（？—83），字仲师，河南开封人，因其曾官大司农，故称。汉经学家，作《春秋难记条例》，兼通《易》《诗》。但《周礼》作注者当为汉代经学家郑玄，而非郑众。

④ ·理缬：据《周礼》注当作"理致"。

⑤ 考工记：东周时期记述官营手工业各工种规范和制造工艺的文献。西汉刘德取《考工记》补入《周礼·冬官》，故又称《周礼·考工记》，或《周礼·冬官考工记》。

⑥ 玩：玩味。

⑦ 王子乔：约前 565—前 549，本名姬晋，字子乔，周灵王太子，又称太子晋，《列仙传》载其乘鹤飞升，被后人视为神仙人物的象征。

移精变气论篇第十三

外无伸宦之形①

新校正云：按全元起本"伸"作"臾"。张文虎《舒
艺室续笔》曰："伸宦"字不可解，或以为"仕宦"之
讹。林亿引全本"伸"作"臾"，疑"臾"乃"瞖"之烂
文《释文》二十六"俞儿"，《淮南子》一本作"申儿"，疑"申"
当为"臾"。

晋蕃按："臾"古文"黄"。《九经字样》②云："畁，
古文贵。"全本作"臾"，与"畁"形近而讹耳。

故可移精祝由而已

新校正③云：全元起本："祝由，南方神。"俞氏樾
《读书余录》云：《说文·示部》："褕，祝褕也"，是字本
作"褕"。《玉篇》曰："袖，耻雷切，古文褕"，是字又作
"袖"。此作"由"者，即"袖"之省也。王注曰："无假
毒药祝说病由"，此固望文生训。新校正引全注云"祝由，

---

① 宦：原作"官"，据今本《素问》改。
② 九经字样：为辨正经传文字形体的著作，唐玄度撰，成书于唐文宗
开成二年（837）。
③ 正：原脱，据上下文意补。

南方神"，则以"由"为"融"之假字，"由"，"融"双声。证以《昭①五年左传》"蹶由"，《韩子说林》作"蹶融"，则古字本通。然"祝融而已"，文不成义，若然，则以本草治病即谓之神农乎？全说亦非。

晋蕃按：惠氏士奇云："《素问》'祝由而已'，祝由即祝褕也，已，止也。"然则欲明《素问》"祝由"之义，当于《说文》征之。《说文·示部》"褕"次"祝"篆后，云"祝，褕也"，不别出解。"褕"之与"祝"，殆无甚异义，故可连文言之曰"祝褕"，亦可单文言之曰"祝褕"。《灵枢·贼风》篇"黄帝曰：其祝而已者，其故何也？"岐伯曰："先巫者因知百病之胜，先知其病之所从生者，可祝而已也。"此篇之"祝由而已"，犹彼篇之"可祝而已"也。

常求其要则其要也

顾氏观光《校勘记》曰：注云"常求色脉之差忒，是则平人之诊要也"，依注似正文本作"常求其差"。

逆从到行

抄《太素·色脉诊》篇"到"作"倒"。顾氏观光《校勘记》曰："到"即"倒"字，注同。

晋蕃按：陈氏奂曰："'倒'，古只作'到'。"

---

① 昭：原为"服"，按"蹶由"事见于《左传·昭公五年》，据改。

汤液醪醴论篇第十四

必齐毒药攻其中，镵石针艾治其外也

俞氏樾《读书余录》曰："齐"当读为"资"。资，用也，言必用毒药及镵石针艾以攻治其内外也。《考工记》"或通四方之诊异以资之"，注曰："故书'资'作'齐'。"是"资""齐"古字通。

晋蕃按：《玉版论要》云："必齐主治"，《奇病论》注云："动谓齐其毒药而击动之"，一"必""齐"连文，一"齐""毒药"连文，并以"齐"为"剂"字《韩非子·定法》篇："医者，齐药也"。

精神不进，志意不治，故病不可愈

新校正云：全元起本云："精神进，志意定，故病可愈。"《太素》云："精神越，志意散，故病不可愈。"俞氏樾《读书余录》云：此当以全本为长。试连上文读之，"帝曰：何谓神不使？岐伯曰：针石，道也。精神进，志意定，故病可愈。"盖"精神进，志意定"，即针石之道，所谓神也。若如今本，则针石之道尚未申说，而即言病不可愈之故，失之不伦矣。又试连下文读之，"精神进，志意定，故病可愈，今精坏神去，营卫不可复收，何者？嗜欲无穷而忧患不止，精气弛坏，营泣卫除，故神去之而病不愈也。""病不愈"句正与"病可愈"句反复相明。若如今本则上已言不可愈，下又言不愈，文义复矣，且中间亦何必以"今"字作转乎？可知王氏所据之误，《太素》本失，与王同。

亦何暇不早乎

抄《太素》作"知"。《汤药》篇"暇"作"谓"。林校曰：别本"暇"一作"谓"。顾氏观光《校勘记》曰："谓"字是。

不从毫毛而生

古抄本、元椠本"而""生"乙转。

津液充郭

《太素》"充郭"作"虚廓"。

晋蕃按："郭"亦作"廓"《诗》"皇矣增其式廓"，《释文》："郭本作廓"。《方言》："张小使大谓之廓"，故可谓之"充廓"，亦可谓之"虚廓"。"津液充郭"之理互详《灵枢·津液五癃别》篇，观彼篇"肠胃充郭"之文，知王注"郭"训为"皮"非是"肠胃充郭"亦见《灵枢·根结》篇，肠胃又不得言皮，故知王注非是。

又按：《灵枢·胀论》："排脏腑而郭胸胁"，《甲乙经》"郭"作"廓"，曰"郭①胸胁"，亦张小使大之意。观下文有"胀皮肤"句，"郭"之非"皮"明甚《华严经音义》② 上引《风俗通》③："郭之谓言廓，谓宽廓"。

孤精于内

顾氏观光《校勘记》曰："孤""精"二字误倒，当依《圣济总录》乙转。

而形施于外

林校曰："施"字疑误。顾氏观光《校勘记》曰："施"即"弛"之假借，不误。

晋蕃按：《诗·卷阿》笺："伴奂，自纵之意也。""弛"相台本④作"弛"，《释文》作"施"。

去宛陈莝⑤

新校正云：《太素》"莝"作"茎"。俞氏樾《读书余

---

① 郭：原作"部"，据前文改。
② 华严经音义：为《新译华严经音义》的简称，又称《大方广佛华严经音义》，唐代释慧苑著，为解释《华严经》中文字音义的著作，所引古注和古字书颇多。
③ 风俗通："风俗"二字原为缺文，据《新译大方广佛华严经音义》卷九释"城郭"引《风俗通》补，其序原文作"城之为言成，郭之为言廓，谓宽廓盛受者"。《风俗通》，即《风俗通义》，东汉泰山太守应劭著。该书记异述闻，考论典礼，纠正流俗。
④ 相台本：南宋岳珂取当时儒家经典之诸精善本，校刊于相台书塾，称为《相台九经》，为当时最精审本，其后渐佚。清高宗求得《易》《书》《诗》《礼记》《左传》五经，依照原样摹刻，称《相台五经》。
⑤ 莝（cuò 错）：切碎的草，或铡草（喂马）。

录》云：王注云："去宛陈莝，谓去积久之水物，犹如草茎之不可久留于身中也，全本作'草莝'。"然则王氏所据本亦是"茎"字，故以"草茎"释之。而又引全本之作"茎"者，以见异字也。今作"莝"，则与注不合矣，高保衡等失于校正。

晋蕃按：《说文》"犓①"下云："以刍茎养牛也②"，又"蒏③，以谷蒏马置莝中"，又"蒏，饲牛也"，《文选·七发》注"以刍莝养国牛也"，"茎""莝"字易混，今详《经》义则作"莝"是也。《灵枢·九针十二原》篇"宛陈则除之"，此篇"去宛陈"亦其义耳，别出一"茎"字。茎，草木干也，义便迂曲矣。《说文》："莝，斩刍"，《后汉书·第五伦④传》云："躬自斩刍养马。"去宛陈莝，犹言去宛陈如斩刍也。或王注有误，文本亦作"莝"，故宋臣不取以校正。其"全本作草茎"五字，则为后人据全注以校王注之辞，而羼入王注者。如系王注之辞，则当云"全本作莝"，不当云"作草莝"，如王云"全本作草莝"，则是《经》文作"去宛陈草莝"，不辞甚矣。《太素》改"莝"为"茎"，杨氏亦以义有未安，故以"去宛陈"绝

① 犓（chú 除）：用割下的草喂牛，亦泛指喂养牛羊等。
② 以刍茎养牛也：段玉裁《说文解字注》据《文选》改为"以刍茎养圈牛也"。然今本《文选·七发》注则为"以刍莝养国牛也"，"圈"作"国"，或段氏所据《文选》与今本不同。
③ 蒏（sù 素）：将谷物杂在碎草中喂马。
④ 伦：原无，据《后汉书·第五伦传》补。

句，但以"茎"属下句，谓"肾间气动，气得和，则阴茎微动，四竭得生"，义亦未允。

微动四极

古抄本、元椠本上有"是以"二字。

玉版论要篇第十五

五色脉变揆度奇恒

顾氏观光《校勘记》曰：马注"俱古经篇名"，其说是也。《史记》述仓公所受书有《五色诊》《奇咳术》《揆度阴阳》，疑"奇咳"即"奇恒"。

著之玉版，命曰合玉机

《太素》"玉机"作"生机"。俞氏樾《读书余录》云："合"字即"命"字之误而衍者。《玉机真脏论》曰："著之玉版，藏之脏腑"，每旦读之"名曰玉机"，正无"合"字，王氏不据以订正而曲为之说，失之。

晋蕃按：《太素》作"命曰合生机"是也。上文"乃失其机"，王注"乃失生气之机矣"，故此云"合生机"。王本误"生"为"玉"，义不可通，遂若"合"为衍字耳。

又按：《玉机真脏论》"命"作"名"。古"命"、"名"字通用。《周礼·月令》篇"季冬行春令，则胎夭多伤，国多痼疾，命之曰逆"，《正义》曰："名，犹命也。"明·陈第《毛诗古音考》[①] 云："命，音名。《左传》'异哉，君之名子'，又曰'今名之大，以从盈数'，《史记》皆作'命'。"

容色见上下左右，各在其要

新校正云：全元起本"容"作"客"。俞氏樾《读书余录》云：王注曰"容色者，他[②]气也，如肝木部内见赤、黄、白、黑色皆为他气也"，然则王氏所据本亦是"客"字，故以"他气"释之。"他气"谓非本部之气，所谓"客"也，今作"容"，误。高保衡等失于校正。

晋蕃按：《太素》亦作"客气"。下文云"色见上下左右，各在其要"，此为他气所见，故加"客"字以别之。

其见深者，必齐主治

顾氏观光《校勘记》曰："齐"谓"药剂"。亦见上篇。

晋蕃按：《汉书·艺文志》"百药齐和"，注："与'剂'同。"

易重阳死

顾氏观光《校勘记》曰："易"字疑衍。

---

① 陈第《毛诗古音考》：陈第（1541—1617），字季立，号一斋，福建连江人，明代著名音韵学家。《毛诗古音考》，为古音学著作，首次提出了古音时地观。

② 他：原作"化"，据《素问》王冰注改。下三"他"皆同。

阴阳反他

新校正按:《阴阳应象大论》云"阴阳反作"。张氏琦《释义》曰:当有脱误。

晋蕃按:当依《千金方》作"阴阳反祚"。详《阴阳应象大论篇》祚,位也,下文王注谓"阴阳二气不得高下之宜",正指阴阳之反其位,疑王本此篇原作"阴阳反祚"。

诊要经终论篇第十六

冰　復

晋蕃按：上言"阴气始冰"，此言"冰復"，"復"当作"澓"。唐·慧①苑《华严经音义》引《三仓》②"澓深"也，故王注训"深復"。后人多见"復"，少见"澓"，遂误作"復"耳卢氏文弨《群书拾补·水经注序》③"洄湍决澓"，新本多加"水"旁作"澓"，旧本止作"復"字。《吕氏春秋》"冰方盛水泽復"，高诱注："'復'或作'複'，冻重累也，字亦当作'澓'"。

冬刺俞窍于分理

《甲乙经》五"刺"作"取"，"窍"下有"及"字。

令人心中欲无言

《甲乙经》五"欲"作"闷"。

---

① 慧：原作"惠"，据《开元释教录》改。
② 三仓：此指魏晋时之"三仓"《仓颉篇》《训纂篇》和《滂喜篇》。
③ 卢氏文弨《群书拾补》："书"，原为"君"，据《群书拾补》改。卢文弨（1717—1796），字召弓，一作绍弓，号矶渔，又号檠斋、抱经，晚年更号弓父，人称抱经先生，浙江仁和人。清康乾间著名学者。官至翰林院编修。著有《抱经堂集》等。《群书拾补》为校勘专著，合经史子集38种，皆据善本精校。

必以布幧着之

林校按：别本"幧"一作"幦"，又作"擨"。

晋蕃按：从"巾"之字误从"心"、从"手"者，《前汉·地理志》："东莱有㠥县"，《郡国志》《地形志》从"心"作"恷"，《宋志》从"手"作"擨"。从"巾"，本字也，《说文》"㠥"在"巾"部，从"心"、从"手"皆误字也。此"幧①"字当作从"巾"之"幦"。《玉篇》："幦，胫行縢也。""縢"有约束之义。《诗·小戎》"竹闳绲縢"，传："约也。"《书》"金縢"郑注："束也"。曰"以布幦着之"，亦义取约束也希麟《一切经音义》六引《切韵》"以绢幦胫也"，亦缠幦也。

---

① 幧：原作"幦"，据上下文意改。

脉要精微论篇第十七

诊法常以平旦，阴气未动，阳气未散

尤氏怡《医学读书记》曰：《灵枢·营卫生会》篇云："平旦尽而阳受气"，夫阴尽何云"未动"？阳受气何云"未散"？疑是"阳气未动，阴气未散"《灵枢·卫气行》篇："平旦阴尽，阳气出于目"。

晋蕃按：林校谓"平旦为一日之中纯阳之时，阴气未动耳"，然《三部九候论》"寒热病者以平旦死"，王注："平晓木王^①，木气为风，故木王之时寒热病死。"详王注，则林以平旦为一日之中，非是。又《脏气法时论》"脾病者日昳^②慧，日出甚"，林校云："日出与平旦时等"，亦不以平旦为一日之中。尤氏谓"阴"、"阳"二字当互易，说可从。

浑浑革至如涌泉，病进而色弊，绵绵其去如弦绝，死

新校正云：《甲乙经》及《脉经》作"浑浑革革，至如泉涌，病进而色，弊弊绰绰，其去如弦绝者死"。俞氏

---

① 王（wàng 旺）：通"旺"，兴盛。
② 昳（dié 叠）：原作"晧"，据今本《素问》改。昳，指日过午时。

樾《读书余录》云：王本有夺误，当依《甲乙经》及《脉经》订正。惟"病进而色"，义不可通。"色"乃"绝"之坏字，言待其病进而后绝也。"至如涌泉"者，一时未即死，病进而后绝去如弦绝，则即死矣。两者不同，故分别言之。

晋蕃按：《千金方》二十八"色"作"危"，余同《甲乙经》《脉经》。言至如泉涌者病进而危，去如弦绝者死也。"色"盖"危"之误文。

赤欲如白裹朱

《脉经》明·赵府居敬堂本①《千金方》"白"并作"帛"。

晋蕃按："白""帛"同。钱氏坫《十经文字通正书》②云："《玉藻》③'大帛不绫'，注④：'帛当为白。'是'帛'与'白'通。""赤欲如帛裹朱"，犹下文"黄欲如罗裹雄黄"也《诗·六月》"白旆"，《正义》作"帛茷"⑤。

① 赵府居敬堂本：指明朝嘉靖年间赵康王朱厚煌居敬堂刻本，为何大任本的重刊本。

② 钱氏坫《十经文字通正书》：钱坫（1744—1806），字献之，号小兰、十兰，自署泉坫，江苏嘉定人。清代书法家、小学家。《十经文字通正书》以考证古籍中的通假字为主要内容。

③ 玉藻：《礼记》中的篇名。

④ 注：为郑玄为《礼记》所作注文。

⑤ 茷（fá 伐）：指草木茂盛。

黑欲如重漆色，不欲如地苍

林校：《甲乙经》作"炭色"今本《甲乙经》无，与《千金方》《脉经》同。此"色"字衍。《千金方》《脉经》"不欲如地苍"并作"不欲如炭"。

晋蕃按："不欲如地"即《脉解篇》"面黑如地色"之义也。"不欲如炭"即《五脏生成篇》"黑如炲"之义也注："炲谓煤炲也"，义得两通。惟"地苍"未详《山海经》五部注："苍玉，依黑石而生"。

言而微，终日乃复言者，此夺气也

王氏念孙《读书杂志》谓"良久乃复言也"。"良久"谓之"终日"，犹"常久"谓之"终古"。

岐伯曰：反四时者，有余为精，不足为消。
应太过，不足为精；应不足，有余为消。
阴阳不相应，病名曰关格

新校正云：详此"岐伯曰"前无问。张文虎《舒艺室续笔》曰：案此三十九字突出①，与上下文不接。下《玉机真脏论篇》论脉反四时，帝既"再拜稽首"，"著之玉版"，其文已毕。下"五脏受气"云云，仍岐伯之言，而

---

① 突出：突兀，不协调。

上无"岐伯曰"三字。疑此文即彼篇错简。

晋蕃按：俞氏樾《读书余录》云："'反四时者，有余为精。'王注曰：'诸有余皆为邪气胜精也。'邪气胜精岂得但谓之精？王注非也。'精'之言甚也。《吕氏春秋·勿躬》篇'乃自伐之精者①'，高诱注并训'精'为'甚'。'有余为精'，言诸有余者皆为过甚耳。王注未达古语。"

脉其四时动奈何

《甲乙经》四"其"作"有"。

彼秋之忿

王注："忿"，一为"急"。

晋蕃按：《医心方》卷十三《札记》云："'忿'，即'急'字。俗'急'作'恖'，再讹作'忿'也。"

以春应中规，夏应中矩，秋应中衡，冬应中权

晋蕃按：《青藤山人路史》②引《汉书·魏相传③》"东方之神太昊乘震执规司春，南方之神炎帝乘离执衡司夏，西方之神少昊乘兑执矩司秋，北方之神颛顼乘坎执权

---

① 乃自伐之精者：《吕氏春秋·勿躬》作"自藏之精者也"。

② 青藤山人路史：原名《路史》，共2卷，明代文言笔记小说集。明徐渭撰。徐渭号青藤山人，故旧本亦题《青藤山人路史》。

③ 传：原作"疏"，据《汉书》改。

司冬"，张晏[①]注曰："木为仁，仁者生，生者圆，故为规；火为礼，礼者齐，齐者平，故为衡；金为义，义者成，成者方，故为矩；水为智，智者谋，谋者重，故为权。""矩""衡"二字似宜互易。

生之有度，四时为宜

新校正云：《太素》"宜"作"数"。俞氏樾《读书余录》曰：作"数"者是也，"度"与"数"为韵。

晋蕃按：下文"补泻勿失"，《太素》作"循数勿失"，即承此文"数"字之义。

是知阴盛则梦涉大水恐惧，阳盛则梦大火燔灼，阴阳俱盛则梦相杀毁伤；上盛则梦飞，下盛则梦堕；甚饱则梦予，甚饥则梦取；肝气盛则梦怒，肺气盛则梦哭

新校正曰：详"是知阴盛则梦涉大水恐惧"至此，乃《灵枢》之文误置于斯。

晋蕃按：《御览》三百九十七引《针经》文与《素问》多同，与《灵枢[②]》多异"大火燔灼"《灵枢》作"大火燔焫""相杀毁伤"《灵枢》作"相杀"，则《素问》此文乃《针经》之文误置于斯。林亿《校正甲乙经序》云：

---

① 张晏：三国时期魏人，著有《汉书音释》40卷。
② 枢：此字原脱，据文意补。

"《黄帝内经》十八卷王冰①《素问序》:"《素问》即其经之九卷,兼《灵枢》九卷,乃其数焉"、《针经》三卷最出远古。"是林氏旧别《针经》于《灵②枢》之外,今据此文以为出《灵枢》者,因当时《针经》已佚《校正甲乙序》历举校对之书有《素问》九种、《灵枢》《太素经》,而不及《针经》,此文《灵枢》有之,以为《灵枢》之文耳,其非《素问》之文明甚。

短虫多则梦聚众,长虫多则梦相击毁伤

新校正曰:详此二句亦不当出此,应他经脱简文也。

晋蕃按:上文据《御览》断为《针经》之文,则此二句亦出《针经》,故《灵枢》无焉。

蛰虫将去

晋蕃按:"去"通作"弆",藏也。"弆"本后作,古人"藏去"字只用"去"。《晏子春秋》五:"晏子之鲁,朝食,进馈膳,有豚马。晏子曰:去其二肩。"《汉书·陈遵传》:"遵善书,与人尺牍,皆藏去以为荣。"皆作"去"。

冬日在骨,蛰虫周密,君子居室

晋蕃按:《四气调神大论》王注引谓出《灵枢》经。

---

① 冰:此字原脱,为空格,据文意补。
② 灵:原作"林",据文意改。

今本《灵枢》无此文，合上文"春日浮，如鱼之游在波"等句观之，应在此篇。王注误。

心脉搏坚而长

《太素》《甲乙经》"搏"作"揣"，下文同。

晋蕃按："搏"为"挊①"之误文。唐·慧苑《华严经音义》云："'揣'字《正义》作'搏'，音徒鸾切，从'専'声，非从'岚'韵。流俗不能别兹两形，遂谬用'揣'字。'揣'，初委切，此乃'揣量'之字也。"盖唐以前有以"揣"作"搏"者。观《太素》《甲乙经》之作"揣"，知《经》文本作"搏"。此云"搏坚而长"，下云"其软而散者"，"坚"与"软"对，"搏"与"散"对也。《灵枢·五色》篇"察其散搏"，亦"搏"与"散"相对为文，可据以订正。下文"肺肝胃脾肾五脉"误与此同《鵩鸟赋》②"何足控搏"，如淳③曰："'搏'或作'揣'。"严可均曰："是揣、搏同声也"。

当消环自已

林校曰：《甲乙经》"环"作"渴"。抄《太素·五脏脉诊》篇、《千金方·心脏脉论》篇《脉经·手少阴经病

---

① 挊："抟"的繁体字。
② 鵩鸟赋：西汉骚体赋，作者贾谊。
③ 如淳：三国魏冯翊人，官陈郡丞。曾为《汉书》作注。

证》篇并作"渴"。《甲乙经·经脉》篇林校"环①"作"烦"。

晋蕃按：《经》文当有讹夺。余四脏与胃，脉软而散，俱言"当病"，此独无"病"字。王注"消"谓"消散"。脉"软而散"当"消散"，文不成义，故各本以"渴"字易"环"字，作"消渴"，或以"烦"字为"环"字，作"消烦"。其实"环"非误字。《诊要经终篇》"间者，环也"，《太素》"环也"作"环已"。"环自已"即"环已"之义，谓一周环而病已也。"环"非误，"消"字上下则有夺字耳。

溢饮者，渴暴多饮，而易入肌皮肠胃之外也

新校正云：《甲乙经》"易"作"溢"。

晋蕃按："易"字不误。《隐六年左传》"《商书》曰：恶之易也"，王氏《经义述闻》曰："易者，延也，谓恶之蔓延也。""易"之为"延"，历引五证。此"易"字亦当作"蔓延"解。盖言渴暴多饮，致水饮蔓延入于肌皮肠胃之外也。水饮由肠胃而蔓延肌皮，肌皮即是肠胃之外，故曰"易入肌皮肠胃之外"《疟论篇》："热气盛，藏于皮肤之内，肠胃之外"。

脉风成为疠

《风论》王注引"成"作"盛"。

---

① 环：原作"素"，据上下文意改。

当病毁伤不见血，已见血，湿若中水也

张氏琦《释义》："不见血"六字疑衍文。

晋蕃按：六字非衍。《御纂医宗金鉴①·正骨心法》："损伤之证，皮不破而内损者多有瘀血；破肉伤䐃②，每致亡血过多，二者治法不同。"内损故不见血，破肉伤故已见血。薛雪《医经原旨》③："无论不见血、已见血，其血必凝，其经必滞。气血凝滞，形必肿满，故如湿气在经而同于中水之状也。"

尺里以候腹中

顾氏观光《校勘记》曰："中"字应下属。

推而上之，上而不下，腰足清也；
推而下之，下而不上，头项痛也

林校曰：《甲乙经》"上而不下"作"下而不上"，"下而不上"作"上而不下"。尤氏怡《医学读书记》曰：

---

① 御纂医宗金鉴：即《医宗金鉴》，是清代乾隆皇帝诏令太医院右院判吴谦主持编纂的大型医学丛书。其书名由乾隆皇帝钦定，故称《御纂医宗金鉴》。全书共分90卷，采集了自东周至清历代医书的精华，流传极广。

② 䐃（jùn 俊）：肌肉的突起部分。

③ 薛雪《医经原旨》：薛雪（1661—1750），字生白，号一瓢，又号槐云道人、磨剑道人、牧牛老朽，江苏吴县人。清代医学家。博学多通，长于治湿热证。著有《湿热条辨》《医经原旨》。《医经原旨》6卷，选录《内经》中的重要内容加以注释，多参酌《类经》。

"上而不下"者，上盛而下虚，下虚则下无气，故腰足冷。"下而不上"者，有降而无升，则上不荣，故头项病也。上文二段是有余之病，故受病处脉自著。此二段是不足之病，故当病处脉反衰。下文"按之至骨，脉气少者，腰脊痛而身有痹"，亦不足之诊也。《经》文虚实互举，深切诊要，自当从古。《五脏生成篇》"腰痛足清头痛"，王注："清亦冷也。"俞氏樾《读书余录》曰："清当为凊。《说文·仌部》：凊，寒也。故王注云腰足冷。"

平人气象论篇第十八

弱甚曰今病

林校曰：《甲乙经》"弱"作"石"。今本《甲乙经》作"软"，《脉经》三作"石"。顾氏观光《校勘记》曰："石"字是。

晋蕃按：软弱为长夏本脉，《甲乙经》作"软甚"，与《经》作"弱甚"初无二义，林何所取以校《经》乎？知古文《甲乙经》与《脉经》同作"石甚"无疑。《经》作"弱甚"则承上文"但代无胃"之死脉上文"但代无胃"，《脉经》作"但弱无胃"，岂但今病而已？以下文"弦甚曰今病"等句例之，盖《经》本作"石甚"，故皇甫谧据而为《甲乙》。林所见之本作"弱甚"，传写之讹也。

其动应衣，脉宗气也

《甲乙经》四"衣"作"手"，"脉"下有"之"字。顾氏观光《校勘记》曰："衣"字误，当依《甲乙经》作"手"。

晋蕃按：张氏琦《释义》谓"其动应衣"四字衍，殆不考《甲乙》，以为与下文复出耳。详王注文义，"脉"下当补"之"字。

乳之下其动应衣，宗气泄也

林校曰：全元起本无此十一字，《甲乙经》亦无，详上下文义，多此十一字，当去。

钱熙祚《素问跋》[①] 曰：林亿据全本及《甲乙经》并无此十一字，以为衍文。按"乳下之[②]动应衣者"，病终不治，以今验古，信而有征。林氏以为衍文，盖因上文云"其动应衣，脉宗气也"，似与此经不合。然《甲乙经》本作"其动应手"，盖动而微则应手，动而甚则应衣，微则为平，甚则为病。王氏必有所本，未可断为衍文矣。

寸口脉沉而弱，曰寒热及疝瘕少腹痛

王注：沉为阴盛，弱为阳余，余盛相薄，正当寒热，不当为疝瘕而少腹痛，应古之错简尔。林校：《甲乙经》无此十五字，况下文已有"寸口脉沉而喘曰寒热，脉急者曰疝瘕，少腹痛"，此文衍，当去。

晋蕃按："寒热"，《脉经》四："一本作寒中。"

① 钱熙祚《素问跋》：钱熙祚（？—1844），字雪枝、锡之，浙江金山人。清代后期古籍校勘与出版大家。整理出版《守山阁丛书》《式古居汇钞》等大型古籍丛书，校勘《素问》《灵枢》等医学著作。《素问跋》为钱氏校勘《素问》所作跋文。
② 下之：今本《素问》作"之下"。

脉反四时及不间藏，曰难已

抄《太素·尺寸诊》篇作"脉逆四时，病难已"，无"及不间藏"四字。张氏琦《释义》曰：四字衍文。

目裹微肿

《灵枢·水肿》篇"裹"作"窠"。

晋蕃按：《医心方》十引《水胀篇》文作"目果上微肿"，盖《灵枢》本作"果"，"窠"为"果"之讹。《师传》篇云"目下果大，其胆乃横"，是其证。《尔雅·释鱼》"前弇诸果"，《释文》云："'果'众家作'裹'，郭作此字。"知"裹""果"古通。

溺黄赤安卧者黄疸

新校正云：详王注以"疸"为"劳"义，非，若谓女劳得疸则可，若以疸为劳非矣。

晋蕃按：《说文》："瘅，劳病也"，"疸，黄病也"。详王冰文义则《经》文是"瘅"非"疸"注引《正理论》"劳瘅"，明出"瘅"字。段氏玉裁曰："'瘅'与'疸'音同而义别，如郭注《山海经》，师古注《汉书》皆云'瘅，黄病'，王冰注《素问》'黄疸'云'疸，劳也'，则二字互相假而淆惑矣。"

妇人手少阴脉动甚者，妊子也

林校：全元起本作"足少阴"。顾氏观光《校勘记》曰：《灵枢·论疾诊尺》篇亦作"手少阴"，则全本不足信也。

太阳脉至洪大以长，少阳脉至乍数乍疏乍短乍长，阳明脉至浮大而短

新校正云：详无三阴脉，应古文阙也。俞氏正燮《癸巳类稿》[1] 曰：《难经·七[2]难》有"太阴之至紧大而长，少阴之至紧细而微，厥阴之至沉短而敦"，后之论者谓《素问》古本所有，今乃脱落，不知《素问》此条言人迎六阳脉并无六阴。若寸口六阴则有弦钩，平体安得谓肺脾紧大而长，岂不死乎？以此知《难经》不可用，后之《素问》注说多由之致昧刘完素《伤寒直格》[3] 曰："当依'缓大而长'。或云'紧大而长'者，传写之误也"。

晋蕃按：俞氏此三篇为人迎脉候，于理甚长。《阴阳别论篇》"三阳在头，三阴在手"，王注："头谓人迎，手

---

[1] 俞氏正燮《癸巳类稿》：俞正燮（1775—1840），字理初，安徽黟县人。清代学者。著有《癸巳类稿》《癸巳存稿》等。《癸巳类稿》15卷，是考订经史、诸子、医理、舆地等各方面的成果汇编。

[2] 七：原作"也"，据《癸巳类稿》改。下同。

[3] 伤寒直格：又名《刘河间伤寒直格方论》，金代刘完素著。共3卷（原为6卷，或称"六集"），从热病证治角度发挥伤寒蕴义。

谓气口。"《灵枢·四时气》篇"气口候阴，人迎候阳"，为其说之所本。《难经·七难》引《经》言"少阳之至"云云，"阴阳并候"见《至真要大论》中，不得据以为此篇之脱简。

前曲后居

《甲乙经》"曲"作"钩"。焦氏循《易余籥录》①曰："居"为"倨"之通借字，"曲"即"钩"也，带钩之状，近交钮处勾曲，欲其固尾，后则舒而倨矣。王注"居"为"不动"，非是。

晋蕃按：作"钩"是也。"前钩后居"犹言"前勾后倨"也。程瑶田《磬折古义》②谓《考工记》呼凡角为"倨勾"。古人于寸、尺、咫、寻、常、仞诸度量皆以人之体为法，《素问》则还以倨勾状人体之脉，盖借以言脉之甚，所谓"但钩无胃"也王氏筠《弟子职正音》③"居勾如矩"，注："《尔雅·释畜》'驳倨牙'，《淮南·本经训》作'居牙'，是

---

① 焦氏循《易余籥录》：焦循（1763—1820），字理堂（一字里堂），江苏甘泉人。清代哲学家、数学家、戏曲理论家。博闻强记，于经史、历算、小学皆有研究。著有《里堂学算记》《易章句》《易通释》等。《易余籥录》为其笔记杂著。

② 程瑶田《磬折古义》：程瑶田（1725—1814），字易田，一字易畴，号让堂，安徽歙县人。清代著名学者。著有《通艺录》42卷。《磬折古义》为《通艺录》中之一种。

③ 王氏筠《弟子职正音》：王筠（1784—1854），字贯山，山东安丘人。清代语言学家。著有《说文释例》《说文句读》等。《弟子职正音》是王筠为古代礼仪教育文献《管子·弟子职》所作音训著作。

‘居’‘倨’同字之证。”李时溥《经义考实①·周礼·车人》：“为来倨勾，磬折勾视磬折为尤曲”。

如乌之喙

林校：《千金方》作“如鸡之喙”。古抄本“乌”作“鸟”，下注同。

---

① 李时溥《经义考实》：李时溥，字博斋，怀宁人。道光二年（1822）举人。擅长天文、算学、经学。著有《天文图考》《算学精蕴》等。《经义考实》为诸经考据之作。

玉机真脏论篇第十九

太过则令人逆气而背痛愠愠然

抄《太素·四①时脉形》篇、《中藏经》第二十八篇、《脉经》三、《千金方》十七"逆气"并作"气逆"。《中藏经》"而背痛"作"胸满背痛"。《太素》《脉经》"愠愠然"并作"温温然"。

其不及则令人喘，呼吸少气而咳

抄《太素·四时脉形》篇、《中藏经》第二十八篇，无"吸少气"三字。

万物之所以合藏也

《脉经》"合"作"含"，明·表刻本《脉经》②作"合"。

故其气来沉以搏，故曰营

新校正云：按《甲乙经》"搏"字为"濡"。"濡"，

---

① 四：原作"曰"，据《太素》及上下文意改。
② 表刻本《脉经》：指袁表于明万历三年校刻《脉经》本，亦称袁刻本、袁校本。

古"软"字，乃冬脉之平调脉，若沉而搏击于手，则冬脉之太过脉也，当从《甲乙经》"濡"字。上文王注作"沉而深"。

晋蕃按：《太素》杨上善注："营，聚也。"《灵枢·五色》篇"察其散抟"，"抟"与"散"对，"抟"亦聚也《管子·霸言》"抟国不在敦"，古注："抟，聚也。"殆《经》文作"抟"，故杨训"营"为"聚"。《甲乙经》以《素问》误文作"搏①"，义不可通，因《灵枢·经脉》篇有"少阴者，冬脉也，伏营而濡骨髓"之文，遂改作"沉以濡"耳《中藏经》第三十："冬脉沉濡而滑曰平。"《难经②·四难》："按之濡举指来实者肾也。"《十五难》："冬脉沉濡而滑"。

五脏受气于其所生，传之于其所胜，气舍于其所生，死于其所不胜

俞氏樾《读书余录》曰：两言"其所生"则无别矣，疑下句衍"其"字。"其所生"者，其子也；"所生"者，其母也。《脏气法时论》"夫邪气之客于身也，以胜相加至其所生而愈，至其所不胜而甚，至于所生而持"，王注解"其所生"曰"谓至己所生也"，解"所生"曰"谓至生己之气也"。一曰"其所生"，一曰"所生"，分别言之，此亦当同矣。

---

① 搏：原作"搏"，据上下文意改。
② 经：原作"冷"，据上下文意及《难经》改。

晋蕃按：王注"气舍所生者，谓舍于生己者也"，固作"生己"解，其字殆涉上下文而误衍。今本《甲乙经》引《脏气法时论》作"至其所生而持"，误与此同。

是顺传所胜之次

林校：七字乃是次前注，误在此《经》文之下，不惟无义，兼校之全元起本《素问》及《甲乙经》并无此七字。直去之。虑未达者致疑，今存于注。顾氏观光《校勘记》曰：据林氏语，此七字当入注。

晋蕃按：上节注文，林校改"逆传"作"顺传"，则此句见前句，宜删。

法当三岁死

滑寿《素问抄》："三岁"当作"三日"。

晋蕃按："三岁"字不误。风寒客于人，由肺遍传五脏，法当十日死。而不死，心复传之肺，发寒热，是邪气还表，病可不死。惟脏气已伤，延久终不免于死。所谓"三岁"者，如《太玄》① 之"三岁不筑"，注以"三岁"为"终岁"，六②浑言其大概耳。王注未免失之凿③。宜④

---

① 太玄：即《太玄经》，汉代扬雄撰，也称《扬子太玄经》《玄经》。其书模仿《周易》体裁而成。

② 六：疑为"亦"之讹字。

③ 凿：牵强附会。

④ 宜：难怪。

其致滑氏之疑，而吴鹤皋①更改"岁"为"哕"也。

真脏见十月之内死

顾氏观光《校勘记》曰：马②注云"月"当作"日"。

---

① 吴鹤皋：即吴崑，此指《素问吴注》本。
② 马：指马莳，字仲化，又字玄台，会稽人。明代著名医家。对《素问》和《灵枢经》重新分卷并加以注释，成《黄帝内经素问注证发微》《黄帝内经灵枢注证发微》二书。

三部九候论篇第二十

贵贱更互

"互"一作"立"，日本人校，未详所据本。顾氏观光《校勘记》曰：吴刻"立"作"互"，依藏本改，《宝命全形论》有"互[①]胜更立"句。

岐伯曰：有下部，有中部，有上部

《甲乙经》"下""上"二字互易。

晋蕃按：观下文岐伯先言下部，帝始问中部，复问上部，此处自是先下，次中，次上。皇甫谧将篇末"上部天，两额之动脉"九句移置于此，彼文先言上部，故互易"下""上"二字以迎合之，而不知与下文不合也。

"上部天，两额之动脉"九句

林校：详自"上部天"至此一段，旧在当篇之末，义不相接，今依皇甫谧《甲乙经》编次例，自篇末移置此也。张氏文虎《舒艺室续笔》曰：岐伯对帝先言下部，次中部，次上部，故下文亦先言下部之天以候肝，地以候

---

① 互：今本《素问》作"五"。

肾，人以候脾胃之气，次及中部，次及上部，次及五脏之败、三部九候之失，次及可治之法，并无缺文。篇末九句复衍无义，林既悟其非，而漫移于此，亦蛇足矣，宜删。

中部地，手阳明也

俞氏樾《茶香室经说》①：下四②三部既为足三阴，则中三部当为手三阴，乃以中部地为手阳明，或传写之误。冯一梅③《疾医九脏考》："阳明"二字必是"厥阴"之误。《灵枢·经脉》篇云："心主手厥阴心包络之脉，起于胸中"，与此《经》下文"地以候胸中之气"正合。

手指及手外踝上五指留针

《太素》："手指及手外踝上五寸指间留针。"

晋蕃按：王注以为错简文，非也。自"帝曰：其可治者，奈何"至此，皆言可治之病，因上文有"足太阳气绝，死必戴眼"之语，恐后人疑瞳子高者亦为太阳气绝之病，故上节云"瞳子高者，太阳不足。戴眼者，太阳已绝。此决死生之要，不可不察也"，特分别言之，与前数节文义稍异，而此节即为太阳不足之治法。观杨氏《太

① 茶香室经说：16 卷，为俞樾晚年经学、小学著作，于此前诸书稍有订正。

② 四：《茶香室经说》无此字，疑衍。

③ 冯一梅：1849—1907，字梦香，浙江慈溪人。近代诗人、学者。有《述古堂诗集》《古越藏书楼书目》《述古堂经说》《内经校勘记》等。

内经素问校证

一〇四

素》注，此疗乃是手太阳脉，以手之太阳上下接于目之内眦，故取手小指端及手外踝上五寸小指之间，盖言取手太阳之脉，即所以治足太阳不足之病也。《经》文佚"寸""间"二字，义不可通，王氏因疑为错简。当从《太素》为是。

经脉别论篇第二十一

骨肉皮肤

古抄本"骨"作"肌"。

脏气法时论篇第二十二

开腠理，致津液，通气也

滑寿《素问抄》曰：此一句九字疑原是注文。

晋蕃按：谓"急食辛以润之"之注文。此篇日本抄《太素》已佚，无从取证。

肝病者愈在丙丁　肝病者平旦慧

《甲乙经》六"肝病者"作"病在肝下"，"心病"等节同。古抄本与《甲乙经》同。

禁犯焠焕①热食温炙衣

《甲乙经》作"禁犯焠焕，无食热，无温衣"。林校：按别本"焠"作"焯"古抄本、元椠本"焠"作"悴"。

晋蕃按："焠"即《调经论》"焠针药熨"之"焠"。别本作"焯"，传写之讹。"焕"，亦作"炱"。《说文》："灰，炱煤也。""焕"者，盖即《灵枢》"治季春痹以生桑灰置之坎中"之类。上文俱云"禁"，此独云"禁犯"者，明"焠焕"所以治病，特肾病则禁犯之也。注家俱读连下句，

---

① 焠焕（cuìāi 脆哀）：烧灼。

谓焠焫之热食，非是，当从《甲乙经》"焠焫"绝句。"温衣"则当从《经》作"温炙衣"，温厚之衣未必为肾病之所禁，"温炙衣"犹《后汉·冯异传》之"对灶燎衣"也。

粳米牛肉枣葵皆甘　小豆犬肉李韭皆酸

《灵枢·五音五味》篇"粳米"作"稷"，"小豆"作"麻"，《五味》篇"小豆"作"麻"。新校正：《甲乙经》《太素》"小豆"作"麻"。刘宝楠《释谷》曰：《素问》"粳米甘，小豆酸，麦苦，大豆咸，黄黍辛"，《灵枢·五味》篇"粳米甘，麻酸，大豆咸，麦苦，黄黍辛"，《五音五味》篇"麦苦，大豆咸，稷甘，黍辛，麻酸"。《九谷考》① 云：《五音篇》与《月令》同。合观之，"粳""稷"可互取，"小豆""麻"可互取也。

---

① 九谷考：共4卷，清代名物考据专著，对粱、黍、稷、稻、麦、大豆、小豆、麻、苽9种农作物进行了详尽考证。程瑶田撰。

宣明五气篇第二十三

阴病发于肉

《太素》作"味病发于气"。

晋蕃按：阴病发于肉，脾之病也。脾胃者仓廪之官，五味出焉，故《太素》谓之"味病"。云"发于气"者，《阴阳应象大论》曰："阳为气，阴为味"，盖阳之病阴也。王注谓"肉阴静，故阳气从之"，二本辞虽异而义则同也。

搏阳则为巅疾

顾氏观光《校勘记》曰：《灵枢·九针论》作"癫疾"，"巅"与"癫"通，注以"上巅"释之，误矣。林引《难经》《脉经》诸说得之。

晋蕃按："巅"为"颠"之俗。颠，顶也。段氏玉裁曰："颠为最上，例①之则为最下。《大雅》'颠沛之揭'，传曰：'颠，仆也。'《论语》'颠沛'，马注曰：'僵仆也。'"故"狂癫"之"癫"《说文》之"瘨"，《广韵》亦作"癫"，《素问》多以"巅"为之，与"巅顶"

---

① 例：《说文解字注》作"倒"，是。

字同义别。

皆同命，死不治

《甲乙经·经脉》篇四无"命"字。

宝命全形论篇第二十五

岐伯对曰：夫盐之味咸者，其气令器津泄；弦绝者，其音嘶败；木敷者，其叶发。病深者，其声哕。人有此三者，是谓坏腑，毒药无治，短针无取，此皆绝皮伤肉，血气争黑

新校正云：按《太素》云"夫盐之味咸者，其气令器津泄，弦绝者，其音嘶败，木陈者，其叶落，病深者，其声哕，人有此三者，是谓坏腑，毒药无治，短针无取，此皆绝皮伤肉，血气争黑"，三字与此《经》不同而注意大异。杨上善注云：言欲知病征者须知其候，盐之在于器中津液泄于外，见津而知盐之有咸也，声嘶知琴瑟之弦将绝，叶落知陈木之已尽 日本传抄本"蠹"，《太素》作"蠹"，举此三物衰坏之征，以比声哕识病深之候。人有声哕同三譬者是为腑坏之候，中腑坏者病之深也，其病既深，故针药不能取，以其皮肉血气各不相得故也。俞氏樾《读书余录》：杨上善注以上三句譬下一句，义殊切当，"木敷""叶发"亦当从彼作"木陈""叶落"。本是喻其衰坏，自以"陈""落"为宜也，惟"人有此三者"句尚未得解，《经》云"有此三者"，不云"同此三者"，何得以"同三譬"说之？疑"此皆绝皮伤肉，血气争黑"十字当在"人有此三者"上。绝皮一也,伤肉二也,血气争黑三也,所谓"三者"也。病深而至于声哕,"此皆绝皮伤肉,血气争黑,人有此三者,是谓坏腑,毒药无治,短针无取",文义甚明。传写颠倒,遂失其义。又按《太素》与此经止"陈""落"二字不同而新校正云"三字"者,盖"其音嘶败",王本作"其音嘶嗄",故注云"阴囊津泄而脉弦绝者,诊当言音嘶嗄,败易旧声尔"。又曰"肺主音声,故言音嘶嗄",皆以"嘶嗄"连文,是其所据《经》文必作"嘶嗄",不作"嘶败",与《太素》不同,故得有三字之异。

晋蕃按:王注以"言音嘶嗄"释"嘶"字,"败易旧声"释"败"字,似所据之本亦作"嘶败"。林校谓《太素》"三字与此《经》不同"者,盖"血气争黑"《太素》"黑"作"异",合"陈""落"为三字也。"血气争异"即《灵枢·口问》篇"血气分异"之义,故杨注以"皮肉血气各不相得"释之。

知万物者谓之天子

《太素》"知"作"荷"。

晋蕃按:下节杨上善注云"此为天子所知",则《太素》"荷"上有"知"字,特《素问》夺"荷"字耳。

呋吟至微

晋蕃按:《吕览·重言》篇"吟"作"唫",高诱注:

"呿开唫闭。"《庄子·秋水》篇云:"公孙龙口呿而不合",《易纬①·辨终备》作"呿吟",郑注②:"辟③闭也。""呿""吟"殆古语义,当如郑、高二注。王氏以"欠④呿""吟叹"分训"呿""吟"二字,非《经》义。

木得金而伐,火得水而灭,土得木而达,金得火而缺,水得土而绝

《太素》"土得木而达"作"土得水而达",无"金得火而缺,水得土而绝"二句。

晋蕃按:杨上善注谓"五行相克,还复相资",于义甚长。《经》盖约举相克相资之理言木火土,而余可类推。校《素问》者不解相资之理,因改"土得水"为"土得木",而又补"金得火而缺,水得土而绝"二句,殊非古人立言举一反三之旨。又按丹波元简《素问识》曰:"'达',王训'通',与'伐''灭''缺''绝'义相乖,可疑。"盖改"水"为"木"而犹仍"达"字,足为校改之确证。

黔首共余食

新校正云:全元起本"余食"作"饱食",《太素》

① 易纬:依托《易经》所作的纬书,约成书于西汉哀帝、平帝之间。
② 郑注:指郑玄为《易纬》所作注文。
③ 辟(pì僻):开启。
④ 欠:原为缺文,据王冰注补。

作"饮食"。顾氏观光《校勘记》曰：当依《太素》作"饮"。

晋蕃按：卫正叔《礼记集说》① 据严陵方氏②引《素问》作"黔首共饮食"，明·杨慎《升庵集》引亦作"饮食"。

二曰知养身

新校正云：《太素》"身"作"形"。

晋蕃按：日本抄《太素》作"身"。

知腑脏血气之诊

《太素》"腑"作"输"。

道无鬼神，独来独往

抄《太素·知针石》篇"来往"二字互易。

晋蕃按：《关尹子》③ 云："故黄帝曰：道无鬼神，独往独来。"盖引此文。

① 卫正叔《礼记集说》：卫湜，字正叔，江苏昆山人，学者称栎斋先生。南宋学者。其集《礼记》诸家传注成《礼记集说》160 卷。

② 严陵方氏：方悫，字性夫，南北宋之际学者。居于浙江桐庐县（又称"严陵"），因称之为严陵方氏。著有《礼记解义》20 卷。

③ 关尹子：又名《文始经》《关令子》，全名《文始真经》，道家著作。作者为周代函谷关令尹喜，南宋始出，应为伪托之作。

众脉不见，众凶弗闻

《甲乙经》"不见"作"所见弗闻"。

可玩往来

《太素》"玩"作"抏"。《史记·仓公传》"案抏"注谓"案摩玩弄"。

晋蕃按：《考工记》"辐广而凿浅，则是以大抏"，"抏，五骨反，动貌①"，音训与杨注正同，则《太素》经文是"抏"，非"抏"。作"抏"者，形近而改讹。"抏"与"玩"同，见《荀子·王霸篇》杨倞注。传写《素问》者因以"玩"为之。王氏则顺文训释，未尝细检耳《说文》"髨"之重文从"元"，"輈"作"軏"，偏旁之"兀"，古亦有作"元"者，"元"从"兀"声，彼则以声近而通，此非其例。

间不容瞚

新校正云：《甲乙经》"瞚"作"瞋"，全元起本及《太素》作"眴"。

晋蕃按：字书无"瞚"，"瞋"为"瞋"之讹，"眴"则与"瞋"同。《韵会举要》曰："《庄子》'终日视而目

---

① 抏，五骨反，动貌：此句当为陆德明《释文》对"抏"字所释音义，句前当补"《释文》"二字。

不瞚'，今文作'瞬'《庚桑楚》①篇。瞬，俗瞚字，或作'眴'。《前汉书②·项籍传》'眴籍曰：可行矣'，谓动目使之。"

针耀而匀

《太素》"耀"作"燿"。

晋蕃按：《说文》无"耀"，"燿"为"耀"之正字。《史记·司马相如列传》"得耀乎光明""总光耀之采旄"，《汉书》皆作"燿"。

刺虚者须其实，刺实者须其虚

顾氏观光《校勘记》曰：二句误倒，当依《针解》乙转。"实"字与下文"失""一""物"韵。

---

① 庚桑楚：为《庄子》中的篇名。
② 汉书：《韵会举要》二字原无，据《汉书》补。

八正神明论篇第二十六

天温无疑

元椠本"疑"作"凝"。《甲乙经》五、《移精变气论》王注引并作"凝"。

晋蕃按：卢氏文弨《史通拾补》^①曰："'凝'，古但作'疑'"疑，古文"凝"字，《易》"晃"字注^②。

故日月生而泻

《移精变气论》王注引"日"作"曰"。俞氏樾《读书余录》曰：上云"月始生则血气始精，卫气始行"，又云"月生无泻"，并言月不言日，且日亦不当言生也，"日"疑"曰"字之误。

晋蕃按：此篇"故日月生而泻"作"故曰^③月生而泻"，《上古天真论》"其民故日朴"作"其民故曰朴"。古人"日""曰"二字同一书法，说详彼篇。

---

① 史通拾补：卢文弨校《史通》，得数百条，辑为《史通拾补》，收于《群书拾补》。

② 《易》"晃"字注：不详。疑文字有误。

③ 曰：原作"日"，据上下文改。

血气扬溢

《移精变气论》王注引"扬"作"盈"。

晋蕃按：注谓"血气盛也"，作"盈"是。

四时者，所以分春夏秋冬之气所在，以时调之也，八正之虚邪而避之勿犯也

张氏琦《释义》曰："之也"二字衍。俞氏樾《读书余录》曰：本作"四时者，所以分春秋冬夏之气所在，以时调八正之虚邪而避之勿犯也"，今衍"之也"二字，文义隔绝。

晋蕃按：《太素》有"之也"二字。杨上善注："四时者，分阴阳之气为四时以调血气也。""八正之虚邪"句与下文"以身之虚而逢天之虚"云云为一节，义亦通。

观其冥冥者

抄《太素·本神论》篇"其"作"于"。顾氏观光《校勘记》曰：下文"其"作"于"，《灵枢·官能》篇亦作"于"。

是故工之所以异也

顾氏观光《校勘记》曰："故"即"固"字。

晋蕃按：《仪礼·士昏礼·记》①"某固敬具以须"，《白虎通》作"某故敬具以须"，以"故"为"固"，古盖有此例。

救其已败

顾氏观光《校勘记》曰：古抄本无此四时②，当依《灵枢》作"因败其形"《官能》篇。

晋蕃按：抄《太素·神论》篇亦无此句，或为王氏所增，宜从删。

故曰：泻必用方，其气而行焉

古抄本旁注："而"作"易"。《灵枢·官能③》篇"而"作"乃"。

晋蕃按：《素问》作"而"，《灵枢》作"乃"，并为"易"之烂文。

血气者人之神，不可不谨养

晋蕃按：《四气调神大论》王注谓二句出《灵枢经》，

---

① 仪礼·士昏礼·记：《士昏礼》为《仪礼》中的一篇，而《仪礼》中每一篇都分为"经文"和"记文"两部分，而此处为《士昏礼》的"记文"部分。

② 古抄本无此四时：《素问校勘记》卷八只有"当依《灵枢》作因败其形"数字，无"古抄本无此四时"七字。据本书文例，"古抄本"云云，多为田晋蕃所作之校勘，故此七字疑在"顾氏观光"前，抄者误置于此。又"时"，当为"字"之讹字。

③ 能：原作"官"，据《灵枢》篇名及内容改。

今《灵枢》无此文，王注误。

慧然在前

《太素》"慧"作"恶"。俞氏樾《读书余录》曰："慧然在前"本作"卒然在前"，据注云"慧然在前，按之不得，言三部九候之中，卒然逢之，不可为之期准也。《离合真邪论》曰'其阴与阳，不可为度，从而察之，三部九候，卒然逢之，早遏其路'，此其义也"，注中两"卒然"字正释《经》文"卒然犹①在前"之义，因《经》文误作"慧然"，遂改注文亦作"慧然在前"，非王氏之旧也。寻《经》文所以致误者，盖涉下文"慧然独悟，口弗能言"而误。王于下文注曰"慧然，谓清爽也"，则知此文之不作"慧然"矣，不然，何不注于前而注于后乎？

晋蕃按：《太素》作"恶然在前"，杨上善注："何能知其病之在前"，正下文"按之不得，不知其情"之义。殆"恶"字上半烂失，遂涉下文而误为"慧然"。王氏以烂文不可辨识，因据《离合真邪论》之文以"卒然"释之，林校时《太素》未佚而不据以校改者，此篇《经》文尽见《太素·天忌》《本神论》二篇中，林于本论篇题下注云："与《太素·知官能》篇大意同，文势小异"，可见于彼二篇失校，故犹仍"恶"误为"慧"之旧。

---

① 犹：此字疑衍。

离合真邪论篇第二十七

弹而怒之

《难经·七十八难》"怒"作"努"《国策·秦策》"扁鹊怒而投其石"注："石，砭，所以砭弹人臃肿也"。

抓而下之

抄《太素·真邪补泻》篇"抓"作"搔"。《难·七十八》作"爪"。

晋蕃按：《后汉书·赵壹传》注作"搔而下之"，盖"抓""搔"一也。《广雅·释诂》"抓，搔也"，王氏念孙《疏证》[①] 云："《文选·枚乘谏吴王书》'夫十围之木，始生如蘖足，可搔而绝'，李善注引《庄子》逸篇云'豫、章初生，可搔而绝'，'抓'亦'搔'也。"《太素》杨上善注："一曰掐徒劳反，弹已，掐令下之。"然则一本又作"掐"也。《难经》作"爪"，注谓"以爪掐至肉中也"，与杨注一本义同慧琳《大藏音义》三十四引《埤苍》[②]："抓，掐也，亦作爪"。

---

① 疏证：即《广雅疏证》。
② 埤苍：又作《埤仓》，曹魏初博士张揖（字稚让）所编辞书，共3卷，六朝隋唐著作多见征引，约佚于宋代。

其气以至

抄《太素·真邪补泻》篇杨上善注"以"作"已"。顾氏观光《校勘记》曰:"以"即"已"《六节藏象论》"四盛已上为格阳","四盛已上为关阴","四倍已上为关格",俱作"已"。

不可挂以发者，待邪之至时而发针写①矣

俞氏樾《读书余录》曰:"不可挂以发者"六字衍文,"写"字乃"焉"字之误,本作"待邪之至时而发针焉矣",盖总承上文而结之。上文一则曰"其来不可逢,此之谓也",一则曰"其往不可追,此之谓也",此则总结之曰"待邪之至时而发针焉矣",正对黄帝"候气奈何"之问。今衍此六字,盖涉下文而误。下文云"故曰知机道者,不可挂以发,不知机者,扣之不发",今误入此文,义不可通,又据上文虽是言"写",然"发针写矣",殊苦不词,盖"写"与"焉"形似而误耳。

晋蕃按:此篇文自"方其来也"至"不知机者扣之不发",并释《灵枢·九针十二原》之文,详彼篇文义,亦不应有,此句为衍文无疑。

温 血 也

张氏琦《释义》曰:"温"疑作"蕴",蓄血也。

---

① 写:同"泻",本条下校证文中"写"皆同。

晋蕃按：《诗·小宛》"饮酒温克"，疏作"蕴"。《史记·酷吏·义纵传》"敢行少蕴籍"，《汉书》作"温"。"温""蕴"古字通用。

脉悬小者何如

《脉经》九"悬"作"弦"。

手足温则生

林校：《太素》无"手"字，杨上善云："足温气下，故生。"

晋蕃按：《脉经》作"四肢温者生"，是。王叔和所据之本有"手"字，与今本同。《甲乙经·妇人杂病》篇亦作"手足温则生"。

通评虚实论篇第二十八

脉气上虚，尺虚是谓重虚

新校正云：按《甲乙经》作"脉虚、气虚、尺虚，是谓重虚"，此少一"虚"字，多一"上"字。张文虎《舒艺室续笔》曰：下文明列气虚、尺虚、脉虚三款，盖此文脱误。若如王注言尺、寸脉俱虚，则一脉虚而已。

如是者，故从则生，逆则死

古抄本、元椠本无"故"字。

与缨脉各二

晋蕃按："缨脉"当是"婴脉"。王注："缨脉，足阳明脉。"《灵枢·寒热病》篇："颈侧之动脉人迎。人迎，足阳明也，在婴筋之前。"《文选·天台山赋》"方解缨络"，注："缨与婴通。"

肥贵人则高梁之疾也

《腹中论》王注引"肥"上有"甘"字。

晋蕃按：详注文"肥者令人热中，甘者令人中满"，是王氏所据之本有"甘"字《后汉书·襄楷传》"甘肥饮美，单天下之味"，《晋书·高崧传》"每致甘肥于母"，多以"甘肥"连文，《经》文诸本并夺"甘"字，殆传写失之也。

太阴阳明论篇第二十九

气日以衰

古抄本、元椠本无"气"字。

晋蕃按：涉上句"气"字而复。下文作"日以益衰"，亦无"气"字。

脾与胃以膜相连耳

林校：按《太素》作"以募相连"①《太素》"膜"作"募"。

晋蕃按：《灵枢·邪客》篇"地有林木，人有募筋"，亦作"募"。

---

① 按《太素》作"以募相连"：此八字原为小字，查为"林校"之文，误抄为小字注文。据改。连，原作"逆"，据林校改。

热论篇第三十一

其死皆以六七日之间，其愈皆
以十日以上者，何也

晋蕃按：《伤寒论》曰："发于阳者七日愈，发于阴者六日愈"，与此不合。

阳明主肉

《外台秘要》一"肉"上有"肌"字。

晋蕃按：今本《外台》多依王本《素问》校改，此其改之未尽者。

少阳主胆

林校：全元起本"胆"作"骨"，《甲乙经》《太素》并作"骨"。巢氏《诸病源候》七作"骨"。《外台秘要》一作"胆"。丹波元简《素问识》曰：《外台》引本篇文云出第九卷中，考"新校正"此篇全本在第五卷，盖王氏改"骨"作"胆"，而宋人依以改《外台》也。且《灵枢·经脉》篇云"胆主骨"，于阳明不云主胃，而云主肉，则理宜于少阳亦云主骨，盖太阳主皮毛，原作"皮肤"，据上文王注改。阳明主肉，少阳主骨，从外而内，殆是半表半里之部分，故改"胆"作"骨"，于义为长。

晋蕃按：《甲乙经》《太素》并出《素问》，二本作"骨"，盖所据之古本如是也。《外台》独作"胆"，其书成于天宝十一载，此时王注《素问》未出，而引《素问》卷数与王本同，知今本《外台》经后人依王本《素问》校改，不足信也。

而未入于脏者

林校：全元起本"脏"作"腑"，《太素》亦作"腑"。《甲乙经》七、王叔和《伤寒例》[1] 并作"腑"顾氏观光曰："《外台》引《伤寒例》直称王叔和，盖唐以前人皆知此篇为叔和作，未尝混入正文"，《巢氏病源》七、《外台秘要》一并作"脏"。

晋蕃按：《甲乙经》《太素》并作"腑"抄《太素·热病决》篇杨上善注："热在三阳经中，未满三日未至于腑"，可证古本《素问》作"腑"也。陈振孙《书录解题》[2] 谓《外台秘要》诸论多本《巢氏病源》，今二本并作"脏"，知改"腑"为"脏"不始于王氏矣。

---

[1] 伤寒例：在宋本《伤寒论》中置于"六经"之首，有认为出自张仲景之手；有认为是王叔和伪作。大概是王叔和整理《伤寒论》时所加，非为张仲景原论。

[2] 陈振孙《书录解题》：陈振孙（约1183—约1261），字伯玉，号直斋。南宋藏书家、目录学家。官至国子监司业。著有《直斋书录解题》。《书录解题》即《直斋书录解题》的简称，创立了书目使用解题和记载版本资料的先例。

则头痛口干而烦满

林校曰：《伤寒论》云"烦满而渴"。

晋蕃按：《外台》引《素问》正作"头痛口干，烦满而渴"。

谵　言

《外台》引《素问》《甲乙经》"言"并作"语"。

晋蕃按：王注谓："妄谬而不次也。"林[1]校据全元起云："谵言者，气虚独言也[2]。"

暑当与汗皆出勿止

张氏琦《释义》曰：八字有脱误。

晋蕃按：《金匮真言论》曰："夏暑汗不出者，秋成风疟"，《经》盖谓暑当与汗皆出，勿止之也，非脱误。又按彼篇林校谓与上文"藏于精者，春不病温"义不相接，是论时令之暑，与此篇之论伏暑有异，但伏气外发，遏而止之，必还入里而成堵症，特戒人勿止之，义正相通。

---

① 林：原为缺文，据上下文例补。

② "全元起云"句：此句见《素问·厥论篇》"虚满前闭，谵言"下林校引。

刺热篇第三十二

先淅然厥，起毫毛

《甲乙经》七"淅然"作"悽悽然"。抄《太素·五脏热病》篇作"先泝然起毛"。顾氏观光《校勘记》曰：依《释音》"淅"上当有"洒"字。

晋蕃按：《调经论》"洒淅起于毫毛"，《甲乙经》作"悽厥起于毫毛"。张氏文虎曰："'悽厥'亦寒貌，与'洒淅'文异义同。以《甲乙经》证之，则此处《经》文当亦作'洒淅'，知《释音》不误《风论》"洒然寒"，《甲乙经》作"悽然寒"，《刺疟篇》"令人洒洒然"，《甲乙经》作"令人悽悽然"。《甲乙经》之"悽"殆即《素问》之"洒"。《太素》作'泝然'则为'淅'之坏文，与《甲乙经》之'淅然起毫毛'，《皮部论》作'泝然起毫毛'，其误正同。"

先饮之寒水乃刺之

顾氏观光《校勘记》曰：吴刻"先"作"以"，"以"即"已"字，亦通。

晋蕃按：《太素》作"已饮之寒水乃刺之"。王氏鸣盛①曰：《十七史商榷》二十八。"'已'即'以'也，古作'㠯'，隶变为'已'，又旁加'人'，遂作'以'，《太素》作'已'，犹存古意。"

热病先胸胁痛，手足躁，刺足少阴，补足太阳

新校正：详"足太阴"全元起本及《太素》作"手太阴"。庞安时《伤寒总病论》②曰：据《伤寒》皆忌土败木贼，是证足少阳木受邪，当传克脾土，故宜泻足少阳之邱墟，而补足太阴之太白，《素问》云"补足太阴"者是也。

太阳之脉，色荣颧骨，热病也

抄《太素》"太阳之脉"四字属上节。林校：杨上善云："赤色荣颧者，骨热病也"，与王氏之注不同王注"色荣颧骨"绝句，杨注"色荣颧"绝句，"骨"字下属。张氏文虎《舒艺室续笔》曰："荣颧"者，色之见于面部者也，言"颧"不必言"骨"，林引杨上善"骨"字下属是。

---

① 王氏鸣盛：即王鸣盛（1722—1797），字凤喈，一字礼堂，别字西庄，晚号西江。江苏嘉定人。清代史学家、经学家、考据学家。著有《十七史商榷》100卷等。

② 庞安时《伤寒总病论》：庞安时（约1042—1099），字安常，湖北蕲水人，自号蕲水道人，被誉为"北宋医王"。所著《伤寒总病论》6卷，对仲景思想做了补充和发挥。

晋蕃按：杨上善节注文历举足太阳、足少阳、足少阴之脉，是以太阳之脉属上节矣，然其注下文"与厥阴脉争现"，则曰"太阳水色现时，有木争现者水死"，是又以"太阳之脉"与"色荣颧"连文矣，两相矛盾如此。详此节《经》文与后一节"少阳之脉色荣颊筋，热病也"相对为文，则节首自当有"太阳之脉"四字。况下文"与厥阴脉争现"谓太阳与厥阴争现也，则四字属此而不属上明甚，当从《素问》，不当从《太素》。惟"骨"字连"颧"读，则王注非是，当从《太素》读作"骨热病也"为是。

荣未交，曰今且得汗，待时而已

林校：《甲乙经》《太素》作"荣未夭"，下文"荣未交"亦作"夭"。抄《太素》"曰"作"日"。

晋蕃按：作"夭"者是也。《三部九候论》"其色必夭"，注："夭谓死色异常之候也。""荣未夭"者，言色虽荣颧而未至死色异常之候。杨上善曰"赤色未夭之日"，盖《太素》"曰"作"日"，言"荣未夭之日"，与下"今且得汗待时而已"语意一贯，王注以"曰"为引《经》之辞，则"今且"云云语意不全，《素问》引古似无此例也。

其热病内连肾，少阳之脉色也

《太素》《脉经》七"病"下有"气"字，无"少阳之脉色也"六字。

晋蕃按：详王注"若赤色气"云云，是王氏所据之本亦有"气"字《甲乙经》有"气"字。注中"病或为气"，恐字误也，似后人校书之辞羼入王注，殆据者所见之本脱一"病"字，遂疑"气"为"病"之误字而删之。至"少阳之脉色也"六字，则属下文而重出，王氏依重出之文强解之，林校以为王氏所添，非也。

少阳之脉，色荣颊前，热病也

林校曰：《甲乙经》《太素》"前"字作"筋"。顾氏观光《校勘记》曰："筋"字是。少阳者，肝之表也。肝主筋，故为筋热病。

评热论篇第三十三

不能食者，精无俾也

《甲乙经》七、《脉经》七"俾"并作"裨"。抄《太素·热病说》篇"精无"二字叠，"俾"作"瘅"。

晋蕃按："俾"与"裨"，《说文》皆训为"益"，音义并同。《太素》则以"精无"绝句。杨上善注："热邪既胜，则精液无，精液无者惟有热也。瘅，热也。"于义亦通，盖所传之本异文也。

病而留者

新校正云：《甲乙经》作"而热留者"。顾氏观光《校勘记》曰：《甲乙经》作"热而留者"，未知孰是，然文义并不可通。钱氏熙祚《脉经跋》① 曰：《脉经》第七云："汗出②而热留者，寿可立而倾也"，今《素问》误作"病而留者"，《甲乙经》又误作"热而留者"，推寻文义，当以《脉经》为正。

饮之服汤

抄《太素·热病说》篇、《脉经》七并无"服"字。

---

① 脉经跋：为钱熙祚注释《脉经》所作跋文。
② 出：《脉经》无此字。

顾氏观光《校勘记》曰：无"服"字，与王注合。

晋蕃按："饮之汤"与上篇"饮之寒水"句法一例，彼云"以饮之寒水乃刺之"，此云"表里刺之，饮之汤"，盖"刺之"、"饮之"，古人有此治法，以上篇例之，益知"服"字为传写者误出。

食不下者，胃脘病也

元椠本"不"下有"能"字。

逆调论篇第三十四

肾者水也，而生于骨

《甲乙经》十"生"作"主"，无"于"字。

疟论篇第三十五

注于伏膂之脉

《灵枢·岁露论》篇"膂"作"冲"。林校曰:"伏膂之脉",《甲乙经》作"太冲之脉",《巢方》作"伏冲"。

晋蕃按:"膂",膂骨也,膂属背。《释名》:"背,倍也,在后称也。"《阴阳离合论》云:"前曰广明,后曰太冲",故"伏膂"亦谓之"太冲","伏"为"太"之异文,详《上古天真论篇》。

经言无刺熇熇之热,无刺浑浑之脉,无刺漉漉之汗

林校曰:全元起本及《太素》"热"作"气"。《灵枢·逆顺》篇"无刺浑浑之脉""无刺漉漉之汗"二句互易。顾氏观光《校勘记》曰:据《灵枢·逆顺》篇所引则三句系《刺法》文。

晋蕃按:《说文》:"熇,火热也。"言"熇",不必重言"热",作"气"是。《素》《灵》所引同出一经而二句上下互易者,古人传经多由口授,不尽出于缣素①也,足证《素

---

① 缣素:细绢,古人用来写字作画,所以常用来代指书画。此处指书籍。

问》引经悉本上古遗篇，不得据为《刺法》亡篇之逸文。

外无气，故先寒栗也

刘完素《素问玄机原病式》①"气"上补"阳"字。

晋蕃按：承上文"阳气并于阴"而言，出一"气"字而义已明，此正古人文字简处，补字不必。

病极则复至病之发也

林校：《甲乙经》、全元起本及《太素》"至"字连上句，与王氏之意异。顾氏观光《校勘记》曰：以后文"极则阴阳俱衰"证之，当从王注。

晋蕃按：全元起本今不可见，抄《太素》《甲乙经》则俱无注文隔绝，若何断句，无从知之，后文谓"极则故病得休"，此谓"病极则复"，以彼证此，当从王注，顾氏校勘之言是。

方其盛时必毁

林校：《太素》云："勿敢必毁。"顾氏观光《校勘记》曰：此句疑有脱误。《灵枢·逆顺》篇云："方其盛也，勿敢毁伤。"

---

① 素问玄机原病式：1卷，金代刘完素撰，约成书于1152年。主要针对《素问·至真要大论》中的病机十九条，分析、归纳为五运主病和六气主病共11条病机，反映了刘完素的寒凉派学术思想。

晋蕃按：似夺"勿敢"二字。但此文与《灵枢》文俱引古经之言，古人引经不规规于文字之间，读者勿以辞害意。

以春病者恶风

《太素》"恶"作"諰"。

晋蕃按：段氏玉裁曰："諰，与'恶恶'之'恶'略同。"

令人消烁脱肉

《金匮要略·疟病》篇、巢氏《病源》十一"脱"并作"肌"。

晋蕃按：《说文》"脱，消肉臞也"，段氏玉裁曰："消肉之臞，臞之甚者也。今俗语谓瘦太甚者曰'脱形'，言其形象如解蜕也。"此"脱"之古义，与《经》之言"瘅疟"正合，盖谓热邪消烁之甚，至于脱肉也。作"肌肉"者涉上文"温疟之肌肉消"而误。抄《太素·三疟》篇、《甲乙经》七、《千金方》十、《外台秘要》五，正作"消烁脱肉"。

刺疟篇第三十六

脾疟者令人寒，腹中痛

抄《太素·十二疟》篇、《巢氏病源》十一"寒"上有"疾"字。《甲乙经》七、《千金方》十"寒"上有"病"字。《外台秘要》五"寒"上有"病"字，"寒"下有"则"字。顾氏观光《校勘记》曰：《圣济总录》"寒"下有"则"字，与下句一例。

疟脉满大①急，刺背俞，用五胠俞、背俞各一，适行至于血也

林校：此条文注共五十五字，当从删削。顾氏观光《校勘记》曰：今文注共五十七字，疑正文"五胠俞"下衍"背俞"二字，"用"当作"及"。

便宜用药

古抄本、元椠本无"宜"字。《甲乙经》亦无"宜"字。

---

① 大：原作"太"，据今本《素问》改。

气厥论篇第三十七

如囊裹浆，水之病也

新校正：按《甲乙经》"水之病也"作"治主肺者"，《太素·寒热相移》篇作"治肺者"。

晋蕃按：全元起本此篇与《厥论》相并，《厥论》各经多言"治主病者"四字，凡七见，殆彼篇之文分篇时误入此篇。至彼言"治主病者"，此言"治主肺者"，或因节首"肺"字转辗校改，若黄氏《悬解》① 改"水之病也"为"水之状也"。玩"如"字明指状言病，即谓病状，古人文义简质，不必改字。

传为柔痓

成无己《伤寒论注》② 曰："痓"当作"痉"，传写之误也。

晋蕃按：王氏念孙《读书杂志》云："《大荒南经》

---

① 黄氏《悬解》：即黄元御《素问悬解》。
② 成无己《伤寒论注》：成无己（约 1063—1156），山东聊摄人，宋金时期医学家。著有《注解伤寒论》《伤寒明理论》等。《伤寒论注》，即《注解伤寒论》，运用《内》《难》理论分析《伤寒论》病机、治则、方剂等，成为后世研究《伤寒论》的主要注本之一。

'大荒之中有山，名曰去痊'，郭音①'风痉之痉'，今本讹作'痊'。凡医书内'痊'字多如此作。"王氏筠《说文释例》曰："当以'痊'为正，六朝写书用草字，因讹为'痊'。"

上为口糜

《释音》作"糜"。日本仿宋椠本"糜"作"糜"。《校讹》②云："元椠本作'糜'。"

晋蕃按：朱骏声《说文通训定声》③于"糜"篆下引作"上为口糜"，云："假借为'糜'。"

为虑瘕为沉

王注："虑"与"伏"同。

晋蕃按："虑"读与"伏"同，《汉书》注屡见之。"沉"与"伏"对《四气调神大论》"肾气独沉"，注："沉谓沉伏也"，"沉"下当有阙文。王注以"月事沉滞"释之，与上文"移热于大肠"义不可通。张子和《儒门事亲》④引此

---

① 郭音：指东晋郭璞注《山海经》所作音训。

② 校讹：即《仿宋椠本素问校讹》，为日本学者度会常珍据古抄本及宋刻原本校仿宋刊本《素问》所作。

③ 朱骏声《说文通训定声》：朱骏声（788—1858），字丰芑，号允倩，晚年又号石隐，自署元和人。清代文字学家。著有《传经堂文集》等。《说文通训定声》18卷，按古韵部改编《说文解字》。

④ 张子和《儒门事亲》：张从正（约1151—1231），字子和，号戴人，金代考城人。金元四大家之一，攻邪派创始人。著有《三复指迷》等。《儒门事亲》15卷，为论文汇编，注重阐发邪实为病的理论及攻邪三法。

文作"伏瘕为沉"，谓沉者月事沉滞不行，故云"伏瘕"，于本文二"为"字殊欠分晓。张氏琦《释义》谓"沉"当作"癥"，向壁虚造，亦未可据。高世栻《直解》①"沉"下补"痔"字，"沉痔"见《灵枢·邪气脏腑病形》篇，差为得之。

善食而瘦入，谓之食亦

《甲乙经》作"善食而溲，名曰食㑊""入"作"又"，在"㑊"字下。林校：王氏注云："善食而瘦入也"，殊为无义，不若《甲乙经》作"又"，读连下文。《圣济总录》"入"作"人"。

晋蕃按：王注"瘦入"，固失之，《圣济总录》"入"作"人"，亦非是。《甲乙经》"入"作"又"，读连下文，云："又胃移热于胆，亦名食㑊。"于义为长。至"瘦"之作"溲"，则传写之误，"亦"之作"㑊"，更难强解。《风论》"㑊栗而不能食"，《甲乙经》"㑊栗"作"解㑊"，"不能食"由于"解㑊"，"善食"何以名曰"食㑊"？段玉裁曰："医经之'㑊'，当作'伩'字。《说文》：'伩，惰也。'"义于"解㑊"可通，于"食亦"难通。不若从王注"亦，易也"，谓食入移易而过，不生肌肤。《骨空②论》

---

① 高世栻《直解》：高世栻，字士宗，浙江钱塘人。清代医学家。著有《素问直解》《医学真传》等。《直解》即《素问直解》，又名《黄帝素问直解》，共9卷，对《素问》全书重予校订编注，晓畅了然。

② 空：原为缺文，据今本《素问》篇名及内容补。

"易髓无空"，王注："易，亦^①也。"二字王氏盖互训。

传为衄蔑瞑目

《太素》"蔑"作"蔑"。

晋蕃按："蔑"为目眵，《太素》作"蔑"是也抄本作"眵"，俗"眚"字，传写之讹，杨注音训不误。《说文》"衄，鼻出血也"，"蔑，污血也"，二字连文，于义复出，《经》作"蔑"者，殆涉上"衄"字而误从"血"耳《六元正纪大论》："少阴所至，为悲妄蔑衄"。

又按：慧琳《大藏音义》五"蔑，目劳无精光，欲睡也"，《吕览》"气郁处目，则为瞩为盲"，字□蔑不省，与下"瞑目"连文，于义为长。

---

① 亦：原作"赤"，据《素问·骨空论》王注改。

咳论篇第三十八

喉中介介如梗状

新校正云：按《甲乙经》"介介如梗状"作"喝喝"。

晋蕃按：《史记·屈贾传》《索隐》："蒂介，鲠刺也"，"介介"盖以形容梗状《方言》："凡草木刺人，自关而东或谓之梗"。《广苍》①："喝，声之幽也。"《庄子·庚桑楚》："嗌不喝。"崔注："喝，哑也。""喝喝"盖言喉中声之不扬，故不如梗状。林校谓"介介如梗状"作"喝喝"，是当日所据之《甲乙经》无"如梗状"三字。

晋蕃又按：心咳"喉中介介如梗状"，与《甲乙经》"心脉大甚，为喉吤吤②"义同《灵枢·邪气脏腑病形》篇作"喉吤"。

咳而遗失

抄《太素·渴论》篇"失"作"矢"。林校：《甲乙经》作"遗矢"。《医心方》作"遗屎"。顾氏观光《校勘记》曰："矢"字是。

晋蕃按："屎"即"矢"。《史记·廉颇蔺相如列传》

---

① 广苍：曹魏时期樊恭所著蒙学字书。
② 吤（jiè 界）吤：喉中哽塞所发声。

"然与臣坐顷之三遗矢"，《索隐》："'矢'，一作'屎'。"
《医心方》作"屎"，可证"遗失"为传写之误。

咳而失气，气与咳俱失

《医心方》九无下"失"字。

晋蕃按：《玉篇·米部》"糘，失气也"，《尸部》
"屁，泄气也"，"失气"即"泄气"。"气与咳俱失"，犹
言气与咳俱泄，《玉机真脏论》"心脉不及，上见咳唾，下
为气泄"，字正作"泄"。《医心方》不知"失"之为
"泄"，以咳不可言"失"，故去一"失"字。然"气与咳
俱"，文不成义矣。

举痛论篇第三十九

新校正云：所以名"举痛"之义未详。按本篇乃黄帝问五脏卒痛之疾，疑"举"乃"卒"字之误也。

善言人者，必有厌①于己

《太素·耶②客》篇无"有"字。

所谓明也

古抄本、元椠本"明"字叠。《太素·耶客》篇"也"作"矣"。

今余问于夫子

《太素·耶客》篇"夫子"下有"令可验于己"句。

而发蒙解惑

《太素·耶客》篇"而"作"如"。元椠本亦作"如"。顾氏观光《校勘记》曰：藏本作"如"，与王注合。

晋蕃按："而""如"古通用。《荀子·强国篇》"黭

---

① 厌：合。《说文解字·厂部》："一曰合也。"
② 耶：今本《太素》作"邪"字。《玉篇》："俗邪字。"

然而雷击之",《韩诗外传》作"如雷击之"。此"而"字义为"如",不烦改字。王念孙《读书杂志》曰:"古书多以'而''如'互用,而其义则皆为'如'。"

或喘动应手者

丹波元简《素问识》:"喘"或是与"蝡"通。

晋蕃按:《荀子·劝学篇》"端而言,蝡而动",注:"端读为喘"。《臣道篇》"喘而言,臑而动",注:"臑与蝡同"。"喘"与"蝡"并分别言之,非比音近通用①。"蝡",《集韵》或作"蠕","喘"似是"蠕"之坏文。《说文》"蝡,动也",解与《荀子》书同。作"蝡动",是上文"或按之而痛止,或按之无益",此云"蝡动应手者",承上言按之而蝡动应手耳。

或痛而呕者

晋蕃按:《太素》作"或腹痛而悗悗欧者",杨上善注:"悗音闷。"《灵枢·口问》篇"心悗""心"当从《太素》作"足",《太素》作"足闷"。盖"悗"即"闷"也。《风论》"闷则热",而"闷"注"不爽貌"。"腹痛而呕",合下句"腹痛后泄"观之,即《六元正纪大论》所谓"太阴所至为吐下"也《灵枢·百病始生》篇:"厥气生足悗,悗

---

① 音近通用:谓通假。

生胻寒"。

得炅①则痛立止

方以智《通雅》②曰：《灵枢》之"炅"当与"热"同李氏调元《卍斋璅录》③云：注④"炅，热也"，考《篇》《韵》⑤中"炅，明也"，与"热"无干，恐是"炅"字传写之误。按《广韵》："炅，小热貌"。

而不可按也

滑寿《素问抄》曰：此当作"痛甚不休也"。

晋蕃按：岐伯"痛甚，不可按"之对，尚在下节。详上下文独"痛甚不休"之问，无对语，当从滑说，合上文"因重中于寒则痛久矣"为一节。玩王注"按之痛甚"者，其义具下文，似王氏亦疑之。

故胁肋与少腹相引痛矣

晋蕃按：《太素》"引胁与少腹矣"，详王注"脉急引

---

① 炅（jiǒng 炯）：热。

② 方以智《通雅》：方以智（1611—1671），字密之，号曼公，又号鹿起、龙眠愚者等，安徽桐城人。明代著名哲学家、科学家。著有《通雅》《物理小识》《内经经络》等百余种。《通雅》共 52 卷，兼有考证、训诂、音声等，是一部百科全书式的著作。

③ 李氏调元《卍斋璅录》：李调元（1734—1803），字美堂，号雨村，别署童山蠢翁，罗江人。清代戏曲理论家、诗人。一生著述计约 130 种。《卍斋璅录》10 卷，为学术札记，涉猎颇广。卍，音义同"万"。

④ 注：谓王冰注。

⑤ 篇、韵：《玉篇》和《广韵》的简称。

胁与少腹痛也"，是王氏所见之本与《太素》同。

寒气客于小肠膜原之间

《太素》作"寒气客于肠募关元之间"。

晋蕃按："肠募"为"小肠膜原"之省文，"关元"即上文"冲脉起于关元之处"王注："关元，穴名，在脐下三寸"，王惟一《铜人图经》所谓"关元一穴，在脐下三寸小肠之募"是也。

阴气竭

《释义》曰："竭"当作"极"。

瘅热焦渴

晋蕃按：《太素》作"瘅热燋竭"。《礼记·内则》《释文》举"焦"字又作"燋"，"燋"即"焦"也。《说文》"渴"字注"尽也"，《欠部》"㵣"字注"欲饮也"，自"㵣"字废不用，后人乃以"渴"为"饥渴"字，而训"尽"之"渴"无不改为"竭"矣《干禄字书》①："燋焦，上通下正"。

视其主病之脉坚而血及陷下者

晋蕃按：《太素》"血"下有"皮"字。《皮部论》云：

---

① 干禄字书：收录唐代俗文字的一部字书，对于研究近代汉字有重要参考价值。唐代颜元孙著。

"皮者脉之部也。""坚"谓脉，"陷下"谓皮，"皮""脉"并言是也，故下文云"皆可扪而得也"。"坚而血"难解。上文"寒气入经稽迟迟①"，"而"，《太素》作"血"；"血不得散"，"血"，《太素》作"而"，二字互易。此"血"字殆涉上"而"字误衍，王注及杨上善故俱无解。

怒则气逆，甚则呕血及飧泄

新校正云：按《甲乙经》及《太素》"飧泄"作"食而气逆"。

晋蕃按：丹波元简《素问》谓《经脉篇》肝所主病呕逆飧泄，不必改字。然观下文"故气上"，于义从皇甫本、杨本为是。

而上焦不通

新校正云：按《甲乙经》及《太素》作"两焦不通"。

寒则腠理闭，气不行

新校正云：按《甲乙经》"气不行"作"营卫不行"。

故气泄

古抄本下有"矣"字，与前后文例合。

---

① 稽迟迟：《素问·举痛论》原作"而稽迟"。

神有所归，正气留而不行

新校正云：按《甲乙经》"归正"二字作"止"字。

晋蕃按：皇甫本是也。"归"字涉上文"神无所归"而误衍，"止①""正"字近《说文》"正"从"止"，如《庄子·在宥》"祸及止虫"，《释文》："止，崔本作正"是也。《诗·终风》笺："正，犹止也。"义亦相通。

---

① 止：原作"上"，据上下文意改。

腹中论篇第四十

名为鼓胀

新校正云：按《太素》"鼓"作"谷"。

晋蕃按：《水经注》"土鼓城"亦作"土谷城"。《诗》"作为式谷"叶"征以中垢"①。顾炎武《唐韵正》"垢"音"古"，"谷"亦音"古"，然则"鼓"之与"谷"以音近而通也《中山经》② "其草多竹鸡鼓"，毕氏沅《新校正》云："即上鸡谷草。'谷''鼓'声相近"。

藘 茹

新校正云：按《甲乙经》及《太素》"藘茹"作"䕡茹"。

晋蕃按："䕡茹"，《太平御览》作"闾茹"，引《建康记》③曰："建康出草卢茹。"《尔雅·释地》"医无闾④"，

---

① "作为式谷"叶（xié 协）"征以中垢"："作为式谷"、"征以中垢"出《诗经·大雅·桑柔》"维此良人，作为式谷。维彼不顺，征以中垢。"叶，指叶韵，一作"谐韵"、"协韵"。诗韵术语。谓有些韵字如读本音，便与同诗其他韵脚不和，须改读某音，以协调声韵，故称。

② 中山经：《山海经》中的一卷。

③ 建康记：1卷，南朝陈代姚察撰，已佚。从今存佚文看，内容仅限于植物。

④ 医无闾：山名，今在辽东。

《汉书·地理志》"间"作"虑"。知"间""虑""卢"声近，古通用《史记·河渠书》"皓皓旰旰，间殚为河"，钱氏大昕《考异》① 曰："《汉志》②'间'作'虑'，'虑''间'以音同借用"。

裹大脓血

《千金方》十一"裹"作"果"。日本多纪元坚《千金方考异》③ 云：诸本及《经》文"果"作"裹"，盖是通用。

晋蕃按：《灵枢·本藏》篇"肉无小裹累者胃急"，《太素》六《千金方》十六"裹"并作"果"，亦"果""裹"通用。余详《平人气象论》"目裹微肿"下。

每切按之致死

晋蕃按："切"亦按也。《史记·扁仓传》"不待切脉"，《正义》："按也。"字亦作"扨"。《广雅·释诂》："扨，磨也。"《字林》："扨，摩也。"

其气溢于大肠

晋蕃按：林校《甲乙经》④ "溢"下注曰："《素问》

---

① 考异：指《廿二史考异》，100 卷。对各史记载作大量考订。钱大昕，详见前注。

② 汉志：此指《汉书·地理志》。

③ 多纪元坚《千金方考异》：多纪元坚（1794—1823），日本江户时代后期汉医学家。著述丰厚，主要有《伤寒论述义》《金匮要略述义》《伤寒广要》等。《千金方考异》为考据校勘《备急千金要方》的著作。

④ 林校《甲乙经》：北宋林亿为《针灸甲乙经》所作注。

作泄。"是林所据校之本"溢"作"泄"也。

石药发瘨，芳草发狂

《甲乙经》十一"瘨"作"疽"。

晋蕃按：《说文》有"瘨"无"癫"，"瘨"为"瘨狂"之正字。但《素问》"瘨狂"字如《脉解篇》之"所谓甚则狂颠疾者"、《阴阳类篇》之"颠疾为狂"，皆借"颠"为之。此处作"瘨"，殆为"疽"之误文。《千金翼方》有"治服石及散发背痈疽方"，《外台秘要》有"疗服石之人患疮肿方"，石药发疽，古多有之。

刺腰痛篇第四十一

如重状

《甲乙经》作"如肿状"。

晋蕃按：作"肿"是。下文"阳维之脉令人腰痛，痛上怫然肿"，王注"阳维起于阳，太①阳之所生"，故此足太阳脉腰痛如肿状也。

不可以俯仰

《甲乙经》作"得俯不得仰"。

晋蕃按：观下文"仰则恐俯"，皇甫本是。

不可以顾

《甲乙经》"顾"上有"左右"二字。

成 骨

《甲乙经》作"盛骨"。

晋蕃按：如《易·系辞》"成象之谓乾"，蜀才②注作"盛象"是也。"成""盛"古字通用。《风论》王注"热

---

① 太：原作"大"，据王注改。
② 蜀才：范贤，字长生，东晋时成汉人，自称蜀才。曾注《周易》。

成曰厉风"，新校正云："别本'成'一作'盛'。"

成骨在膝外廉之骨独起者

沈氏彤《释骨》[①] 曰：膝之上下内外皆以骱为断，成骨旁骱[②]骨之端，不至上旁膝，"膝"乃"骱"之讹也。

刺阳明于骭前三痏

林校：《甲乙经》"骭"作"骭[③]"。今本《甲乙经》作"骭"。

晋蕃按：《史记·邹阳传》《索隐》引《埤苍》："骭，胫也。"《急就章》[④] "股脚膝膑胫为柱"，颜师古注："胫，骭骨也。"顾氏观光曰："'骭'即'骭'也，文异而义不殊。今本《甲乙经》作'骭'，盖不知'骭'之即'骭'，据《素问》改之。"

脊内廉

新校正云：按全元起本"脊内廉"作"脊内痛"，《太素》亦同。张琦《释义》曰：作"脊内痛"为是，此字相近而讹也。

---

① 沈氏彤《释骨》：沈彤（1688—1752），字冠云，又字果堂，江苏吴江人。《释骨》为释《内经》骨名、位置、联系之作。

② 骱（héng 恒）：同"骭"，指胫骨上部。

③ 骭（gàn 干）：小腿。

④ 急就章：原名《急就篇》，是西汉元帝时命令黄门令史游为儿童识字编写的课本。

不可复也

《甲乙经》作"虚不可复"。

其病令人善言，默默然不慧

新校正云：详"善言"与"默默"二病难相兼，全元起本无"善"字，于义为允。

痛而引肩

《甲乙经》九无"而"字。顾氏观光《校勘记》曰：藏本无"而"字。

解脉令人腰痛如引带，常如折腰状，善恐

《太素》"如引带"作"别①"，"恐"作"怒"。林校曰：《甲乙经》"如引带"作"如裂"，"善恐"作"善怒"。又曰：全元起云有两解脉，病源各异，恐误，未详。尤氏怡《医学读书记》曰：详本篇备举诸经腰痛，独遗带脉而重出解脉，按带脉起于少腹之侧，季胁之下，环身一周，如束带然，则此所谓"腰痛如引带，常如折腰状"者，自是带脉为病，云"解脉"者，传写之误也。

晋蕃按：《太素》之"如别"，即《甲乙经》之"如裂"。"裂"之假借为"列"，"列"与"别"《说文》同

---

① 别：据《太素》卷三十《杂病·腰痛》当作"如别"。

训"分离"。《庄子》云："天下道术将为天下裂。"注："分离也"亦以"裂"假借为"列"。故《灵枢·癫狂》篇"胸若将裂"，《太素》"裂"亦作"别"，《经》文殆误"别"为"引"，又误移句首"带"字于句末，此正改带脉为解脉其迹之未尽泥处①。带脉起于季胁，季胁为足厥阴肝经章门穴之分。《脉经》胃②"肝气虚则恐，实则怒"，《经》文作"恐"，《太素》《甲乙经》作"怒"，盖同为带脉所主之病，益见此节是"带脉"非"解脉"。

晋蕃又按：《痿论》"带脉不引，不引则为病"，足证引带之非病，如可据引带字所为带脉之病，何以明如全元起以为"恐误，未详③"耶？此则尤氏沿误之失也。

痛如小锤居其中

新校正曰：按《太素》"小锤"作"小针"。

晋蕃按："锤"当作"针"。此腰痛为足少阳别络之病，上文"少阳令人腰痛，如以针刺其皮中"，故知作"针"是也。

去地一尺所

晋蕃按："去地一尺所"，犹言"去地一尺许"也。

---

① 泥：义不可通，疑为衍文。
② 胃：疑为"谓"字之误。
③ 恐误，未详：见《素问·刺腰痛》"见赤血而已"下新校正引全元起注。

《诗·小雅·伐木》篇"伐木许许"，《说文》引作"伐木所所"。《汉书·疏广传》"数问其家金余尚有几所"，师古曰："几所犹言几许也。"《张良传》"父去里所，复还"，师古曰："行一里许而还来。""许"与"所"声近而义同《史记·扁鹊仓公列传》"受读解验之，可一年所""要事至三年所""今庆已死十年所""肾部上及界要以下者枯四分所""十八日所而病愈"，义并与此同。

刺之在郄阳筋之间

《甲乙经》"郄阳筋之间"作"郄阳之筋间"。

痛上漯漯然汗出

《甲乙经》"痛上漰然汗出"林校作"漰漰然"。

晋蕃按：《文选·海赋》注："潫漯，攒聚貌"，谓水攒聚也，《经》盖言汗出之貌。皇甫本作"漰"者，《埤苍》："漰，水行出也。"《诗·无羊》："其角漰漰。"《传》："聚其角而息漰漰然也。""漰"之与"漯"，文异而义通也。

晋蕃又按：俞氏正燮《癸巳类稿·持素证篇》云[1]："漯，湿字。"盖"漯""濕""溼"三字展转相混《五经文字》云："漯水"本作"濕"，经典相承作"漯"，而以"濕"为"燥溼"之"溼"。谓"漯"为"溼"，与下"汗干"相对为文，于义亦通。

---

① 云：原作"亡"，当为形误，据文意改。

刺直阳之脉

新校正云：详上云"会阴之脉令人腰痛"，此云"刺直阳之脉"者，详此"直阳之脉"，即会阴之脉也，文变而事实不殊。张琦《释义》曰："直阳"，"会阴"之讹。

刺飞阳之脉，在内踝上五寸

林校云：臣亿等按：《甲乙经》作"二寸"。

大筋前太阴后

《甲乙经》无"前太阴"三字。

在太阳之外，少阴绝骨之后

《甲乙经》"后"作"端"。

头几几然

新校正云：按《太素》作"头沉沉然"。

晋蕃按：《灵枢·杂病》篇亦作"沉沉"。

刺郄中出血

《甲乙经》作"郄中血络"。

晋蕃按：自"腰痛上寒"至此，并见《灵枢·杂病》篇。亦作"血络"，皇甫本是也。

风论篇第四十二

风气藏于皮肤之间，内不得通，外不得泄

张琦《释义》曰：此错简，当在"风气与太阳俱入节其道不利"之下。

故使人怢慄而不能食

新校正云：详"怢慄"，全元起本作"失味"，《甲乙经》作"解㑊"。

晋蕃按：杭氏世骏[1]谓"怢慄"即"解㑊"之解也。《与魏玉横论解㑊书》。段玉裁曰："医经'解㑊'之'㑊'，当作'伇'字，《说文》：'伇，惰也。'"王氏念孙曰："古字多以'失'为'怢'。"《管子杂志》[2]二

疠者，有荣气热胕

滑寿《素问抄》曰："有"字衍，"胕""腐"同。《甲乙经》"胕"作"浮"。

---

[1] 杭世骏：1695—1773，字大宗，号董浦，别号智光居士、秦亭老民、春水老人、阿骏，室名道古堂，仁和人。清代学者、画家。著有《道古堂集》《榕桂堂集》等。

[2] 管子杂志：见王念孙《读书杂志》卷七。

晋蕃按："胕"即"腐"字，故王注训"腐坏"。《异法方宜论》"其民嗜酸而食胕"，王注："言其所食不芬香。"亦作"腐"字解。

晋蕃又按："有"非衍字，"有"犹"为"也。王氏引之《经传释词》①曰："《周语》曰：'胡有孑然其效戎狄也'，言'胡为其效戎狄也'，《晋语》曰：'克国得妃，其有吉孰大焉'，言'其为吉孰大也'《昭三年左传》曰："其为吉孰大焉"。'为''有'一声之转，故'有'可训为'为'。""疠者有荣气热胕"，言"疠者为荣气热胕也"。《阴阳别论》"有不得隐曲"之"有"，亦作如是解。

风寒客于脉而不去，名曰疠风，或名曰寒热

张氏琦《释义》曰："风寒客于脉"十七字当在"疠者"之上。

晋蕃按：《脉要精微论》王注引此节在前，"疠者有荣气热胕"节在后，中以"又曰"二字别之，殆王本原次如是，为传写者易之。

无常方，然致有风气也

林校：全元起本及《甲乙经》"致"字作"故攻"。元椠本无"攻"字。

---

① 经传释词：虚词专著。征引丰富，解释精当。作者王引之，详见前注。

及其病能

晋蕃按："能"当读为"态"，详《阴阳应象大论篇》。

善怒嚇，赤色

新校正按：《甲乙经》无"嚇"字。

晋蕃按："嚇"为"赫"之俗字。《一切经音义》一引《诗》"反予来嚇"，今《诗》作"赫"。《孝经》《释文》："赫，本又作赤。"传写者涉下"赤"字而误衍。

食寒则泄，诊形瘦而腹大

《千金方》八"泄"上有"洞"字。《圣济总录》"诊"注："属上句①。"

晋蕃按："洞泄""泄注"，文异义同。"食寒则洞泄"，与"失衣则胀"相对成文，"诊"字涉上文而误。

甚则身汗

《圣济总录》"汗"作"寒"。

晋蕃按："寒""汗"音近而转。周寿昌《思益堂日札》②曰："《宋书·鲜卑吐谷浑传》'楼喜拜曰：处可

---

① 句：下原衍一"句"字，据文意删。
② 周寿昌《思益堂日札》：周寿昌（1814—1884），字应甫，一字荀农，号友生、自庵等，湖南长沙人。清代诗人、学者。著有《思益堂集》《汉书注校补》等。《思益堂日札》10 卷，是一部所涉颇广的学术笔记。

寒'，'可寒'即'可汗'。"

泄风之状多汗，汗出泄衣上

新校正云：按孙思邈云："新房室竟取风为内风，其状恶风，汗流沾衣裳。"疑此"泄风"乃"内风"也。按本论前文先云漏风、内风、首风，次言入中为肠风，在外为泄风。今有泄风而无内风，孙思邈载内风乃此泄风之状，故疑此"泄"字"内"之误也。

晋蕃按：林校是也。传写者因"汗出泄衣上"之"泄"而误。

痹论篇第四十三

风寒湿三气杂至，合而为痹也

《甲乙经》作"风寒湿三气合至，杂而为痹"。

晋蕃按：王注"虽合而为痹，发起亦殊矣"，殆以《经》意风寒湿分为三痹，不得言"合"，故云"杂"也。《甲乙经》因与上"杂"互易，然于意仍未安。《五运行大论》①"在人合之奈何"，此"合"字当如此解，谓风寒湿三气杂至，合于人身而为痹也，"杂""合"字不必互易。

以冬遇此者为骨痹，以春遇此者为筋痹，以夏遇此者为脉痹，以至阴遇此者为肌痹，以秋遇此者为皮痹

《移精变气论》王注引作"以春甲乙伤于风者为筋痹，以夏丙丁伤于风者为脉痹，以秋庚辛伤于风者为皮痹，以冬壬癸伤于邪者为骨痹，以至阴遇此者为肉痹"。

数饮而出不得

《圣济总录》"出"字在"不得"下。

---

① 五运行大论：原作"《五行运大论》"，据今本《素问》改。

或燥或湿

《经籍访古志》抄宋本无"或燥"二字，与岐伯答合。

逢寒则虫

新校正云：按《甲乙经》"虫"作"急"。

晋蕃按：当从皇甫本作"急"。下文"逢热则纵"，《说文》："纵，缓也"，《考工记》："一方缓一方急"，是"纵"正与"急"对。"虫"字疑上文"在于皮则寒"，本作"在于皮则虫"，故王注"虫谓皮中如虫行"，校书人因注文"虫谓皮中如虫行，纵谓纵缓不相就"二句并释，妄移"虫"字于此，既误会《经》文为"逢寒则虫"，遂即以"寒"字易上文"虫"字耳《诗·云汉》篇《传》"虫虫而热"，《内经明堂》[①]杨上善注作"逢寒即急，逢湿则纵"。

[①] 内经明堂：即《黄帝内经明堂类成》，简称《黄帝内经明堂》，是《黄帝明堂经》的注本。针灸学著作，共 13 卷。由杨上善注释改编而成。现仅存卷一。

痿论篇第四十四

故肺热叶焦

抄《太素·五脏痿》篇、《甲乙经》十"肺"下并有"气"字。

晋蕃按：以下文"心气热肝气热"例之，当有"气"字。又按："焦"读为"癄"。《广雅》："癄，缩也。"王氏念孙《疏证》云："与《魏策》[1] '衣焦不申'字异而义同。"吴师道[2]注："焦，卷也。""肺气热叶焦"，谓肺气热则叶卷缩也。

则皮毛虚弱急薄

《甲乙经》无"皮"字。抄《太素·五脏痿》篇"虚"作"肤"。

晋蕃按："肤"，《说文》训"皮"。既云"皮毛"，又云"肤"，文义复出，殆字形相涉而误。

---

[1] 《魏策》：指《战国策·魏策》。
[2] 吴师道：1283—1344，字正传，婺州兰溪人。元代学者，著有《战国策校注》《礼部集》《易杂说》等。此处引自吴氏《战国策校注》。

急薄著则生痿躄也《经籍纂诂》[①] 引如此绝句

《太素》"躄"作"辟"。

晋蕃按："辟"与"躄"同。《汉书·贾谊传》"又类辟，且病痱"，师古曰："辟，足病。"

枢[②]折挈

《甲乙经》十"挈"作"瘈"。

有所失亡，所求不得，则发肺鸣，鸣
则肺热叶焦。故曰：五脏因肺热叶焦，
发为痿躄。此之谓也

《甲乙经》十无"故曰五脏因肺热叶焦，此之谓也"二句。钱熙祚《素问跋》曰：上下文皆五脏平列，未尝归重于肺，此处但言肺痿之由，不当有"故曰"以下九字，如谓五脏之痿皆因肺热而成，则治痿者当取手太阴，下文又何以云独取阳明耶？

晋蕃按：下文言"脉痿"，则引"《本病》曰"，王注："《本病》，古经论篇名也。"言筋痿、肉痿、骨痿，则皆引"《下经》曰"，王注："《下经》，古之经名也。"此

---

① 经籍纂诂：清代阮元主编，成书于嘉庆三年（1798）。全书按平水韵分 106 卷，是一部汇辑经传子史的引证于一书的大型训诂词典。

② 枢：原作"抠"，据今本《素问》改。

节亦是引古之辞。"五脏"云云，必古经原文如是，不过断章取义为"肺热叶焦，发为痿躄"之证。皇甫谧恐贻误后人，将谓五脏之痿皆由于肺，因删此二句。其实《经》文不容轻改，读者勿以辞害意可也。

居处相湿

《甲乙经》十"相"作"伤"。

晋蕃按：《甲乙经》作"伤"是也。《礼记·祭法》"相近于坎坛祭寒暑也"，郑注："相近当为禳祈，声之误也"臧氏琳云："'禳'字从'襄'，'襄'与'相'声乱"。"相"当为"伤"，犹"相"当为"禳"之例，亦声之误也。张氏琦《释义》谓"居处"四字有误，由未识"相"之为"伤"耳段氏《六书音韵表》[①]"相""禳""伤"同在十部[②]。

内伐则热舍于肾

《甲乙经》"舍"作"合"。

主闰宗筋

《甲乙经》"闰"作"润"。顾氏观光《校勘记》曰："闰"即"润"字。

---

① 六书音韵表：清代段玉裁著。原附《说文解字注》之后。
② 十部：段玉裁《六书音韵表》分上古韵为 17 部，第 10 部为"阳"韵。

晋蕃按：宋·王观国《学林》① 曰："古文篆字多用省文及变篆为隶，亦或用省文者，循古文耳。《禹贡》'东过洛汭'，《汉书·沟洫志》'汭'省水作'内'，《禹贡》'潍淄其道'，《汉书·地理志》'潍淄'省水作'惟《史记》作维甾'。"《经》文"润"作"闰"，亦犹"汭"之作"内""潍淄"之作"维甾"，循古之省文也。

会于气街

《甲乙经》"街"作"冲"。

各以其时受月②

《太素·五脏痿》篇、李日华《紫桃轩杂缀》③ "月"作"日"。

晋蕃按：作"日"是。《太阴阳明篇》云："四肢皆禀气于胃，而不得至经，必因于脾乃得禀也，今脾病不能为胃行其津液，四肢不得禀水谷气，气日以衰，脉道不利，筋骨肌肉皆无气以生，故不用也。"又云："脾者土也，治中央，常以四时长四脏，各十八日寄治。"盖言四

① 王观国《学林》：王观国，湖南长沙人。宋代学者。著有《学林》10卷，为文字音韵考辨笔记，广采前代注疏笺释之说，资料详备，辨析精赅。

② 月：原作"目"，据今本《素问》改。

③ 李日华《紫桃轩杂缀》：李日华，字实甫，江苏吴县人，明代戏剧家。代表剧作《南西厢记》。《紫桃轩杂缀》为随笔札记集，主论书画，涉猎颇广。

内经素问校证

一七〇

肢皆禀气于土，而土气则各于季终寄王十八日。"各以其时受日"者，言筋脉骨肉之痿，各于四时土王受气之日而病起也，即上文"治痿取阳明"之义也。

厥论篇第四十五

张氏穆《殷斋文集》①曰:"厥"当作"瘚"。《说文》:"厥,发石也。从厂,欮声。"引申为语助词。瘚,逆气也,从疒,从屰、欠。隶体"厥""瘚"不分,故世人多见"厥",少见"瘚"也。

阳气盛于上

林校:《甲乙经》"阳气盛于上"五字作"腹满"二字,当从《甲乙经》之说。何以言之?别按《甲乙经》云:"阳脉下坠,阴脉上争,发尸厥。"焉有阴气盛于上,而又言阳气盛于上?又按张仲景云:"少阴脉不至,肾气微,少精血,奔气促迫,上入胸鬲,宗气反聚,血结心下,阳气退下,热归阴②股,与阴相动,令身不仁,此为尸厥。"《伤寒论·平脉》篇。仲景言阳气退下,则是阳气不得盛于上,故知当从《甲乙经》也。丹波元简《素问识》曰:帝问有二"或"字,故举"阴气盛于上""阳气盛于上"两端而答之,新校正似是③而却非。明·马莳云:"乃

---

① 张氏穆《殷斋文集》:"殷",原作"肙",当是坏文,今改。张穆(1805—1849),本名瀛暹,字诵风,一字石洲(一作硕州),号殷斋,山西平定人。近代爱国学者、书法家。著有《殷斋文集》《诗集》等。

② 阴:原作"殷",据新校正改。

③ 似是:原作"是似",据《素问识》乙正。

上文之热厥耳。"

愿闻六经脉之厥状病能也

晋蕃按："能"当读为"态"，详《阴阳应象大论》。

则肿首头重

王注："肿"或作"踵"，非。丹波元简《素问识》曰：《脉解篇》"肿腰脽痛"、《著至教论》"干嗌喉塞"，与《论语》"迅雷[①]风烈"、《楚辞》"吉月辰良"并同字法，作"踵"非。

晋蕃按：抄《太素》作"踵首头重"，杨上善注："踵，足也；首，头也。足太阳脉从头至足，故太阳之失逆，头足皆重。"审杨注"首，头也"，似正文只一"首"字，故以"头"字释之；至谓"踵，足也"，足重，故下文云"足不能行"。然何以头重，下文无申说乎？盖足太阳脉，从头至足，此句言头，下句方言足。据杨注，《经》文文"首头"二字，或衍一"头"字；若"肿"之作"踵"，则于义非是。

发为眴仆

《甲乙经》"眴"作"眩"。

---

① 雷：原作"当"，据《素问识》改。

晋蕃按："眴"可以"眩"为之。《脉要精微论》"为眴仆"，王注："谓头眩而仆倒"，是其证。《文选·剧秦美新》"臣尝有颠眴病"，注："眴与眩古字通。"旬声、玄声古音相近。

身热，死不可治

抄《太素·经脉厥》篇"不可治"作"不热可治"。《甲乙经》作"不热者可治"。

晋蕃按：既云"死"，又云"不可治"，文义复出，当从《太素》《甲乙经》补"热"字。

病能论篇第四十六

精有所之寄则安

新校正云：按《甲乙经》作"情有所倚则卧不安"，《太素》作"精有所倚则不安"。

晋蕃按："精""情"古字通假《荀子》"术顺墨而精杂汗"，杨倞注："'精'当为'情'"，"寄"，"倚"义亦通训《广雅·释诂》："寄，依也。"《说文》："倚，依也"，《甲乙经》《太素》与《经》无甚异义，惟"安"作"不安"，则涉上文问辞而误耳。帝问"人之卧而有所不安者何也"，岐伯对以"脏有所伤"，言脏有所伤则不安也。五脏主藏精者也，故曰"及精有所之寄则安""之"犹言"归"也。《孟子》"夫然后之中国"，《文选》注作"夫然后归中国"，不安之病上句之对已明，此句特反覆以申其义耳，衍一"不"字，非是《脉经别论》王注："惊则心无所倚，神无所归。""倚"与"归"并言。

夺其食即已

新校正云：按《甲乙经》"夺"作"衰"，《太素》同。

晋蕃按：《左氏桓二年传》"皆有等衰"，注："衰，杀也。"是"衰"有"减损"之义。观王注曰："食少曰节去其食①"，似王氏所据之本作"衰"也《风论》"其寒也则衰食饮"，以食少为衰，古语如是。

使之服以生铁洛为饮_{王注："之"或为"人"，传文误也}

新校正云：按《甲乙经》"铁洛"作"铁落"，"为饮"作"为后饭"。

晋蕃按：《本草经》作"铁落"。《经》作"洛"者，字之省，如《左传·闵元年》"公及齐侯盟于落姑"，《公羊》《谷梁》作"洛"是也。"为饮"当从《经》，不当从皇甫本，观上文"夺其食即已"，知非"为后饭"也。

以泽泻、术各十分

《医心方》"泽泻"作"泽舄"。

晋蕃按：《尔雅》《释文》引郭注作"舄"。今本作"蕮"。日本森立之《本草经考注》②云："李唐遗卷皆不作'泻'。"

麋衔五分

《御览》"麋衔"作"麇蓿"。

---

① 食少日节去其食：王冰注原作"食少则气衰，故节去其食"。
② 森立之《本草经考注》："考注"原作"考异"，据森立之著作改。森立之（1807—1885），号枳园居士，日本江户后期杰出的医学家、文献学家。著有《素问考注》《本草经考注》等。《本草经考注》，对《神农本草经》药品一一考证，引据、论证极为详晰。

奇病论篇第四十七

晋蕃按：《方盛衰论》云："奇恒之势乃六十首。"《玉版论要》云："奇恒者言奇病也。"顾氏观光疑此篇即古《奇恒》书之仅存者。

人有重身

晋蕃按：《诗·大明》笺："重谓怀孕也。"陈氏奂曰："怀子曰重。"今江苏有此遗语。"身"，古"㑗"字，《玉篇》："㑗，妊身也。"《广雅》："身，㑗也。""重"与"身"同义，古人自有复语耳。

胞络者系于肾

《阴阳别论》王注引"络"作"胎"。

以成其疹

晋蕃按："疹"，籀文"胗"。《灵枢·胀论》"必审其胗"，此"疹"字即"痏疾"之"痏"。《小雅·小弁》篇及《左传·成六年》《哀五年》《释文》并云："'痏'或作'疹'。"《广雅音》① 云："痏，今'疹'字也。"《考

---

① 广雅音：《广雅》的音释之作，隋代曹宪撰，原4卷。因避杨广讳，称《博雅音》，后改回。又称《广雅音解》。

工记》"疢疾险中"，注："牛有久病。"王训"疹"为"久病"，足证"疹"即"疢"也。

病名曰息积

《甲乙经》八"积"作"贲"。钱熙祚《素问跋》曰：《甲乙经》以此隶《难经》"息贲"条后，则"积"字为传写之误无疑。《难经》言"息贲在右胁下，覆大如杯，久不愈，病气逆喘咳"，与《经》文正相合也。

晋蕃按：《难经》明曰"留结为积"，故《经》以"息积"名之。

此五气之溢也

张氏琦《释义》曰："五"当作"脾"。顾氏观光《校勘记》曰："五气"当谓"五味之气"。

晋蕃按：下文云"五味入口，藏于胃，脾为之行其精气"，故曰"五气"。《甲乙经》谓："五气溢，发消渴黄瘅。""五"字不误。

治在《阴阳十二官相使》中

顾氏观光《校勘记》曰：张景岳谓"治"当作"论"，《十二官相使》即《灵兰秘典论》。按《灵兰秘典论》下新校正云："全本名《十二藏相使》。""胆者，中正之官，决断出焉。"正发明取胆募俞之义，则张说是也。

但《经》又冠以"阴阳"，岂《灵兰秘典论》即《阴阳篇》之仅存者乎？

晋蕃按：《十二官相使》果即《灵兰秘典论》，则王氏但易其篇题，何得云"今经已亡"？然则，《灵兰秘典论》特《阴阳篇》中之仅存者，殆信然也。

人生而有病颠疾者

《甲乙经》十一、《千金方》十四、《圣济总录》《御览》七百三十九，引"颠"并作"癫"。顾氏观光《校勘记》曰："癫"与"颠"通，无作头首解者，疑注末"颠谓上颠，则头首也"八字为妄人窜入。

晋蕃按：《说文》有"瘨"字无"癫"字。《广韵》："'癫'同'瘨'。"《经》盖假"颠"为之。惟《腹中论》"石药发瘨"作"瘨"，但《甲乙经》作"石药发疽"，于义为长，则"瘨"特"疽"之误文耳。《经》文假"颠"为"癫"，而注以"颠"之本义释之，失《经》旨矣。

大^①奇论篇第四十八

皆实，即为肿

《甲乙经》十一"肿"作"瘴"。

晋蕃按：《说文》："肿，痈也。"《甲乙经》殆合二字而讹为"瘴"耳。《前汉·贾谊传》："肿足曰瘇。""瘴"非《经》义。

肺之雍

林校曰：详"肺雍""肝雍""肾雍"，《甲乙经》俱作"痈"。

晋蕃按："雍""痈"字古通。《史记·孔子世家》"雍渠"，《孟子》作"痈疽"。翟氏灏《四书考异》^②曰："'痈疽'即'雍渠'，以声同通借耳。"

喘而两胠满

抄《太素·五脏脉诊》篇"胠"作"胁"。《甲乙经》

---

① 大：原作"九"，据今本《素问》改。

② 翟氏灏："翟"，原作"瞿"，据《四书考异》著者改。翟灏，字大川，一字晴江，浙江仁和人。清代学者，长于考证。著有《湖山便览》《艮山杂志》等。《四书考异》共72卷，对"四书"的源流、版本、内容等加以全面详尽的考证。

十一作“胫”。

晋蕃按：《广雅》“膀胅胉①”并谓之“胁”。盖析言之曰胅，浑言之曰胁。《甲乙经》作“胫”，则传写之讹也。

肝雍两胅满

《甲乙经》十一“胅”作“胁下”。

晋蕃按：上节《太素》变“胅”言“胁”者，盖浑言之，举“胁”以该“胅”也。此节《甲乙》变“胅”言“胁下”者，仍析言之，指“胁下”为“胅”也。《五脏生成篇》王注云：“胅，谓胁上也”，则以“胁上”为“胅”，不以“胁下”为“胅”。《说文》：“胅，亦下也”亦、腋古今字，“胁，两膀也”，据《灵枢·骨度》篇腋在柱骨之下柱骨，颈项根骨也，腋下为胅，是胁上而非胁下矣。然《太素》杨上善注云：“两胅，谓在侧箱两肋下空处。肝腑足少阳脉行在胁下，故肝痛两胅满”，则明谓胅在胁下。“胅”之右旁从谷②，谷为口上阿段氏玉裁云：“凡曲处皆得称阿”，杨以空处为胅，与谷义合，知王作“胁上”，或是误文。《说文》于“胳”训“亦下”，于“胅”同训“亦下”。“亦下”者，统词也。未若皇甫谧以胅为胁下之明析③。

---

① 胉（bó 伯）：两胁。
② “胅”之右旁从谷：谓“胅”字一作“胕”。
③ 析：当作“晰”。

肾雍，脚下至少腹满

抄《太素·五脏脉诊》篇、《甲乙经》十一"脚"作"胇"。林校曰：《甲乙经》"脚下"作"胇下"。"脚"当作"胇"，不得言脚下至少腹也。

晋蕃按：上节"肝雍两胇满"，《脉经》泰定本①亦"胇"误作"脚"。"胇"之为"脚"，盖形近易误。

胻有大小，髀胻大跛，易偏枯

《甲乙经》十一"胻"作"胫"，下无"大"字。沈氏肜《释骨》曰：《说文》训"骭"为"胫端"，"骭"亦作"胻"。然《内经》皆通称，惟《大奇论》"骭"与"胫"对言，而《甲乙经》所集"骭"亦作"胫"，盖不可分也。顾氏观光《校勘记》曰："大"字王注亦无释，疑衍。

晋蕃按：《史记·龟策列传》"壮士斩其胻"，《集解》："胻音衡，脚胫也。"慧琳《大藏音义》三十、孔注《论语》云："胫，脚胫也。"顾野王云："胫谓腓肠前骨"吴仁杰《两汉刊误补遗》②云：胫与腓肠相近。段氏玉裁曰："言

---

① 《脉经》泰定本：元代泰定四年河南龙兴道儒学重刊本，亦简称龙本。

② 吴仁杰《两汉刊误补遗》：吴仁杰，字斗南，一字南英，别号蠹隐居士，江苏昆山人，南宋学者。《两汉刊误补遗》，为《汉书》《后汉书》的考据著作。因刘敞《两汉书刊误》而作，赅洽胜于原书。

胻则统胕，言胕不统胻。”

血温身热者死

《甲乙经·脉》篇“温”作“湿”。

晋蕃按：作“温”是，作“湿”非。“温”、“蕴”字古通，谓蓄血也详《离合真邪论篇》。尤怡《读书记》谓当作“溢”，由不识古书通假之例而妄改之。

脉至如火薪然

日本森立之《经籍访古志》：古抄本“薪”作“新”，与注合。

晋蕃按：作“新”是。“新”本训“取木也”，以斤斫亲为新也《说文》：“新，取木也”。取木为新之本义，引伸之为新故之新。注谓“新然之火”，不用新之本义而用新之借义，失之，然足证王氏所据之本作“新”也。

榆荚落

晋蕃按：《脉经》校本云：《素问》“荚”作“叶”其为林亿等校，或为嘉定及元泰定覆校，无从别之，是所见之本作“叶”也。《春秋元命苞》“三月榆荚落”，《经》言：“胃精予不足，榆荚落而死”，盖土病死木王之时，为土受木克，作“榆荚”是。

脉至如弦缕

俞氏正燮《癸巳类稿》"弦"作"悬"，注云："悬缕，一作弦缕。"

晋蕃按：《通评虚实论》："脉悬小者何如？"《脉经》"悬"作"弦"。《水经·河水注》引黄义仲《十三州记》①云："弦声近县，故以取名。""弦"之作"悬"，殆亦以声近而通也。

靁 发

晋蕃按：俞氏正燮《癸巳类稿·持素证篇》作"晶"，谓"晶"即"雷"。《说文》："象回②转形。"雷发木王也。

五脏菀熟③

《脉经》作"五脏菀热"。《甲乙经》作"五脏寒热"。

晋蕃按："菀熟"，王训"积热"。下文云"寒热"，此云"积热"，于义非是。"菀""郁"通《脉经》袁校本。熟，甚也《荀子·荣辱篇》杨注。"五脏菀熟"，盖言五脏郁甚也。王叔和不知"熟"之为"甚"，故改"熟"作"热"。《甲乙经》作"寒热"，则涉下文"寒热"而误衍。

---

① 黄义仲《十三州记》："记"，原作"配"，据郦道元《水经注》改。黄义仲，晋代学者。《十三州记》为地理学著作。

② 回：原作"曰"。据《说文·雨部》"靁，阴阳薄动靁雨，生物者也。从雨，晶象回转形"改。

③ 熟：今本《素问》作"热"。

脉解篇第四十九

所谓耳鸣者，阳气万物盛上而跃

张氏文虎《舒艺室续笔》曰："万物"二字疑衍。上节云"所谓强上引背者，阳气大上而争"，是其例。

故狂颠疾也

《灵枢·经脉》篇"颠"作"癫"。顾氏观光《校勘记》曰：二字古通。

晋蕃按：详《奇病论篇》。黄氏元御《悬解》本《灵枢》校改作"癫"，未达通假之义。

内夺而厥，则为瘖俳

抄《太素·经脉病解》篇"俳"作"痱"。顾氏观光《校勘记》曰：注①云"俳，废也"，谓"俳"为"痱"之假借。

晋蕃按：《诗·小雅》"百卉具腓"，此假"腓"为"痱"也，古无假"俳"为"痱"者。痱从"疒"，"疒"者，象人倚着之形②。今从人作"俳"，盖为"痱"之烂文。

---

① 注：此指王冰注。
② 之：原作"无"，义不可通，据《说文·疒部》"疒，倚也。人有疾病，象倚着之形"改。

言少阳盛也，盛者心之所表也

《太素》"盛"俱作"成"。

晋蕃按：以上下文"寅，太阳也；阳明者①，午也"之例，"盛"当作"戌"。《太素》作"成"者，与"戌"形近而讹，遂辗转以"盛"为之《刺腰病篇》"成骨"，《甲乙经》作"盛骨"。观下文王注曰"其墓于戌，故曰少阳戌也"，顾氏观光谓"心属君火，无为，由少阳相火而表著"，故曰"戌者，心之所表也"。

草木毕落而堕

晋蕃按："堕"当作"楕"。《太玄经》"土不和，木科楕"，范望②曰："科楕，枝叶不布。"草木毕落而楕，言草木毕落而枝叶不布也。《说文》无"堕"字。段氏玉裁曰："今字'堕'为'陊'。"《阜部》"陊，落也"，《木部》"槷，木叶陊也"，若作"堕"，则与"毕落"文义复矣。

十月万物阳气皆伤

《太素》"十月"作"七月"。顾氏观光《校勘记》曰：当作"七月"。观下文"秋气始至"可见。

---

① 者：下原衍一"者"字，据文意删。
② 范望：晋代学者，曾注《太玄经》。

晋蕃按："七"、"十"字形近，易混。《周礼·考工记》"凡攻木之工七"，注①："故书'七'为'十'。"《辀人》②"轨前十尺"，注："'十'或作'七'。"

所谓色色不能久立久坐

新校正云：详"色色"字疑误。

晋蕃按：《太素》作"邑邑"是也。《楚辞·远逝》"风邑邑而蔽之"，注："微弱貌。"义与"不能久立久坐"合。《医心方》十九《札记》、真本《黄帝内经明堂》卷一"中府主胸痛，恶清，胸中满，色色然"，杨上善注："色色，恶寒状。有本作'邑邑'。"亦可以征"色""邑"互讹也。

---

① 注：此指郑玄注。
② 辀（zhōu 周）人：见《周礼·考工记》。辀人，造车的工匠。

刺齐论篇第五十一

张氏文虎《舒艺室续笔》曰：此与上篇本当为一篇，盖后人妄分。

晋蕃按：此篇文抄《太素》已佚，其篇第无从考见。《甲乙经》则前篇在《针灸①禁忌》下篇，此篇在《针灸禁忌》上篇，似分篇已在皇甫谧以前。

岐伯对曰：刺骨者无伤筋，刺筋者无伤肉，刺肉者无伤脉，刺脉者无伤皮，刺皮者无伤肉，刺肉者无伤筋，刺筋者无伤骨。帝曰：余未知其所谓，愿闻其解。岐伯曰：刺骨无伤筋者，针至筋而去，不及骨也；刺筋无伤肉者，至肉而去不及筋也；刺肉无伤脉者，至脉而去，不及肉也；刺脉无伤皮者，至皮而去，不及脉也；所谓刺皮无伤肉者，病在皮中，针入皮中无伤肉也《甲乙经》作"针入皮，无中肉也"；刺肉无伤筋者，过肉中筋也；刺筋无伤骨者，过筋中骨也，此之谓反也

张氏文虎《舒艺室续笔》曰：上篇"刺皮无伤肉"云

---

① 灸：原作"炙"，形近而误，据文意改。下"灸"同。

云，诚其太过，已言之矣。此又云"刺骨者无伤筋"，则恐刺深者误伤其浅也。然文似有倒乱，当云"刺骨者无伤筋，刺筋者无伤脉，刺脉者无伤肉，刺肉者无伤皮"，下当云"刺骨无伤筋者，针至骨而去，不及筋也；刺筋无伤脉者，至筋而去，不及脉也；刺脉无伤肉者，至脉而去，不及肉也；刺肉无伤皮者，至肉而去，不及皮也"。末节又解上篇之意，亦有脱误。当云"所谓刺皮无伤肉者，病在皮中，针入皮中，无伤肉也；刺肉伤脉者，过肉中脉也；刺脉伤筋者，过脉中筋也；刺筋伤骨者，过筋中骨也；刺骨伤髓者，过骨中髓也"。"中脉""中筋""中骨""中髓"之"中"，当读去声，与下篇"刺中"之"中"同。

刺禁论篇第五十二

七节之傍，中有小心

新校正云：按《太素》"小心"作"志心"。

晋蕃按：《甲乙经》亦作"志心"。肾当十四椎下，自下数之则当七节为肾，肾神曰"志"，故曰"志心"。

为肿鼠仆

林校：按别本"仆"一作"鼷"。《气府论》注：气街在脐下横骨两端，鼠鼷上一寸也。陆懋修《素问音义》：仆，蒲木切。《诗·大雅》"景命有仆"，《传》："仆，附也。"《文选》司马相如《子虚赋》"仆乐齐"，李①注引《广雅》曰："仆，谓附着于人。"林校据别本"仆，一作鼷"，则是穴名，非病名矣，失之。

晋蕃按：详王注"如伏鼠之形"，是以"鼠仆"为病名。气街在"鼠仆"上，则又以"鼠仆"为穴名。不知病名"鼠仆"义取附着于人，若穴名则作"鼠鼷"，故《甲乙经》《千金方》《铜人图经》俱作"鼠鼷"《甲乙经》五作"鼠鼷"则指病言，非指穴言，字应作"仆"，误加"鼠"旁。今注

---

① 李：原作"王"，据《文选·子虚赋》李善注改。

文作"鼠仆"者，后人依《经》文改之。《刺热论》《气府论》《骨空论》《水热穴论》注俱作"鼠鼷"，是其证也。乃后人因《经》文之"鼠仆"改注文之"鼠鼷"为"鼠仆"，林校遂因注文之误作"鼠仆"，并欲改《经》文之"鼠仆"为"鼠鼷"矣。

刺志论篇第五十三

气虚身热，此谓反也

新校正云：《甲乙经》云："气盛身寒，气虚身热，此谓反也。"当补此四字。

晋蕃按：下文"气盛身寒""气虚身热"并举，则此处《经》文本有此四字，殆传写失之。

脉少血多，此谓反也

顾氏观光《校勘记》曰："少"当作"小"，下文不误。

晋蕃按：《汉书·百官公卿表上》《集注》引应劭"少者小也"。《管子·地员》篇之"小辛"，《中山经》作"少辛"。或古本作"脉少"，难断其定为误字也。

入实者左手开针空也，入虚者左手闭针空也

《甲乙经》"空"作"孔"。

晋蕃按：王氏筠《说文释例》云："'殸'下云'击空声'，'空'盖即'孔'字，《考工记》'视其钻空'、《史记》'张骞凿空'是也。"《骨空论》"易髓无空"注作"孔"。"空""孔"字通。

针解篇第五十四

菀　陈

晋蕃按：《灵枢·九针十二原》篇作"宛陈"，《甲乙经》作"菀"。

徐而疾则实者，徐出针而疾按之；
疾而徐则虚者，疾出针而徐按之

顾氏观光《校勘记》曰：《灵枢·小针解》云："徐而疾则实者，言徐纳而疾出也；疾而徐则虚者，言疾纳而徐出也"，与此不同。以《灵枢·官能》篇证之，则《小针解》不误。

晋蕃按：此篇与《灵枢·小针解》同释《灵枢·九针十二原》之文而释语各异。林氏谓："《经》同而解异，二《经》互相发明也。"下文林校云："自篇首至此，与《太素·九针解》篇《经》同而解异。"详此文在《太素·知针石》篇，且《经》同而解亦不甚异。林所指《经》同解异，是《灵枢·小针解》篇，林校"《太素》九"三字误。①

---

① 林校"《太素》九"三字误：意谓林校"《太素·九针解》篇"当作"《灵枢·小针解》篇"。

若无若有者，疾不可知也

顾氏观光《校勘记》曰：《灵枢·九针十二原》篇作"若有若无"，"无"与"虚"韵。此误倒。

晋蕃按：《灵枢·小针解》与《九针十二原》同，此信属误倒。但抄《太素·知针石》篇已作"若无若有"，是误在王氏之前矣。

为虚与实者

新校正曰：按《甲乙经》云"若存若亡，为虚与实"。

晋蕃按：林校谓此处文出《灵枢经》，《素问》解之。今《灵枢·九针十二原》篇有"若存若亡"句，盖《素问》脱漏。

若得若失者，离其法也

顾氏观光《校勘记》曰："为虚与实""若得若失"二句相连，不当析为二义。疑"离"字误。

晋蕃按：上文"言实与虚，若有若无，察后与先，若亡若存"，《小针解》俱二句相连合释，此篇各析为二义脱去"若亡若存"句不释。不独此二句为然，林氏所谓《经》同解异也。

阴气隆至　阳气隆至

《太素》"隆"俱作"降"。

晋蕃按：《生气通天论》云："日中而阳气隆"，则字应作"隆"，但"隆""降"古通。《丧服小记》① 注"以不贰降"，《释文》："'降'，一本作'隆'。"《魏策》"休祲降于天"，曾、刘本②作"休烈隆于天"。《荀子·天论篇》"隆礼尊贤而王"，《韩诗外传》"隆"作"降"。《史记·司马相如③传》"业隆于襁褓"，《汉书》"隆"作"降"。《说文》："隆，从生，降声。"顾氏炎武《唐韵正》曰："古人'降下'之'降'与'降服'之'降'并读为平声，故自汉以上之文无读为去声者。""降"与"隆"以同声而通，殆《素问》本作"降"，校者不知"降"与"隆"通而致④作"隆"，日本抄《太素》则犹是未经校改之本也《易通卦验》"大寒雪降"，《宝典》⑤ 引作"雪隆"。

所谓跗之者

林校曰：全元起本"跗之"作"低胻"，《太素》作"付之"。顾氏观光《校勘记》曰：自"所谓三里"以下释《灵枢·邪气脏腑病形》篇文，彼篇云"取之三里者，低跗取之"。按三里穴在膝下三寸胻外廉，则全本为是。丹波元简《素问识》曰：疑是"跗上"脱"低"字，

① 丧服小记：《礼记》中的篇名。
② 曾、刘本：指《战国策》曾巩、刘敞校注本。
③ 如：原脱，据《史记》及引文补。
④ 致：疑当作"改"。
⑤ 宝典：即《玉烛宝典》。

"之"上脱"取"字。《灵枢·邪气脏腑病形》篇云："三里者低跗取之"，全本作"低胕"可以证也。

晋蕃按：《太素》作"付之"。《周礼·太师》"击拊"注："故书'拊'为'付'。""付之"即"拊之"，王注所谓"极重按之"也，义得两通。

人肝目应之九

高世栻《素问直解》曰："九"字今移下，作烂文。

晋蕃按：下文王冰注云："此一百二十四字蠹简烂文，义理残缺。"新校正云："今有一百二十三字，又亡一字。移下'九'字作烂文，正合王本一百二十四字之数。"

长刺节论篇第五十五

刺皮髓以下，至少腹而止

　　林校曰：《释音》"皮髓"作"皮骺"，古末反顾氏观光《校勘记》：今《释音》作"光抹切"，全元起本作"皮髓"。

　　晋蕃按：《说文》《篇》《韵》皆无"髓"字，《释音》作"皮骺"，全本作"皮髓"，"皮骺""皮髓"俱义不可通。马莳谓《内经》中有应用"肉"傍者每以"骨"傍代之，有应用"骨"傍者每以"肉"傍代之。"髓"，当作"腪"。腪，肥也《文选·吴都赋》"鸟兽腪肤"刘注①。少腹有积，故少腹以上皮为之腪。此篇文如头痛、寒热、腐肿、疝、痹、狂癫、诸风，皆于病之所在刺之，不专指某穴，"刺皮腪以下，至少腹而止"亦其例也。王注谓脐下同身寸之五寸，则是曲骨穴矣。《释名》："少腹，少，小也，比于脐以上为小也"，是少腹即在脐以下。如皮髓在脐以下五寸，岂得言皮髓以下至少腹乎刘守真《伤寒☐》②曰："脐上为腹，腹下为小腹，小腹两旁谓之少腹"？

---

①　刘注：指刘逵为《文选》所作注文。刘逵，字公路，唐代随县人。
②　伤寒☐：疑指刘守真《伤寒标本心法类萃》。

得之寒，刺少腹两股间，刺腰髁骨间

《甲乙经》九作"得寒则少腹胀，两股间冷，刺腰踝间"。

皮部论篇第五十六

太阴之阴名曰关蛰

新校正云：按《甲乙经》"蛰"作"执"。

晋蕃按：《尔雅·释天》"太岁在辰曰执徐①"，李注②："执，蛰也。"盖"蛰"借"执"为之。

---

① 徐：原作"除"，据《尔雅》改。
② 李注：指李巡为《尔雅》所作注文。李巡，东汉汝南人。注《尔雅》三卷，佚。清代马国翰辑《玉函山房辑佚书》，其中有《尔雅李氏注》三卷。

气穴论篇第五十八

所治天突与十椎

王注曰：当脊十椎下并无穴目，恐是七椎也。顾氏观光《校勘记》曰："十椎"，当即《气府论》注之"中枢穴"。

晋蕃按：此云"当脊十椎下并无穴目"，《气府论》注云"中枢在第十椎节下间"，不应自相违异如此，疑王注有后人羼入之辞。

及上纪

抄《太素·气穴》篇"纪"下有"下纪"二字。

晋蕃按：据下文当有"下纪"二字。

目瞳子浮白二穴

张氏琦《释义》曰："二"当作"四"。顾氏观光《校勘记》：依前后文例当云"四穴"。

晋蕃按：注云"左右言之各二为四"，王氏明言"四"穴，是所据之本作"四"。

两髀厌分中二穴

《太素·气穴》篇无"分"字。

晋蕃按：无"分"字是。"两髀厌中"，义犹下文之"两骸厌中"也。厌，合也《周语》"克厌帝心"韦注[1]。《金鉴·正骨心法》云："楗骨之下大腿之上，两骨合缝之所曰髀枢，当足少阳环跳穴处。"髀枢为两骨合缝之所，故曰"两髀厌中"，而王注以为环跳穴也。《灵枢·经脉》篇云："足少阳之脉，绕毛际横入髀厌中"，亦无分字。

踝上横二穴

《太素·气穴》篇"横"下有"骨"字。张氏琦《释义》曰："二"当作"四"。

晋蕃按：据注"交信"二穴、"附阳"二穴当云"四穴"。"交信"在足内踝上二寸，少阴前太阴后筋骨间；"附阳"在足外踝上三寸，太阳前少阳后筋骨间。横下有"骨"字，是东西为横《太玄·玄台》注，兼内外踝而言，故曰"踝上横骨"。

寒热俞在两骸厌中二穴

《太素·气穴》篇杨注曰："骸"别本为"骱"，于靡反，骨端曲貌也。

晋蕃按："骱"训骨端曲貌，别本作"骱"是也。厌，合也注见前。"两骱厌中"，言两骨端相合之中也，盖

---

[1]　韦注：指韦昭为《国语·周语》所作注文。韦昭（204—273），字弘嗣，三国时吴国经、史学家。著有《博弈论》《吴书》，及注经史若干。

谓足少阳阳关穴。阳关在阳陵泉上三寸，阳陵泉在膝下一寸。膝上为髀骨，膝下为骱骨，然则阳关在髀骨下端，其下即骱骨上端，在两骨端之间，故曰"两骱厌①中"。《说文》训"骹"为"胫骨"，训"骱""骱"亦作"胻"。为"胫端"。若作"骹"，则但言"骱骨"，非"厌中"之义矣。

---

① 厌：原作"厥"，形近之误。据上文"寒热俞在两骸厌中二穴"改。

气府论篇第五十九

任脉之气所发者二十八穴

王注曰：今少一穴。《太素·气府》篇"二十八穴"作"十八穴"。

晋蕃按：王注"廉泉、天突、旋机、华盖、紫宫、玉堂、膻中、中庭、鸠尾、巨阙、上脘、中脘、建里、下脘、水分、脐中、阴交、脖胦、丹田、关元、中极、曲骨、会阴、承泣二穴、承浆、龂交"，只二十七穴，故云"今少一穴"。《外台秘要》移承泣、承浆入胃经，移龂交①入大肠经，任脉只二十三穴，今依王注"二十七穴"而《经》云"二十八穴"，岂尚有从别经移入之穴乎？《太素》无膺中、骨陷中各一旋机、华盖、紫宫、玉堂、膻中、中庭六穴，下阴别一会阴，目下各一承泣、下唇一承浆、龂交一，则但有十六穴。云"十八穴"者，杨上善谓鸠尾至横骨有十六穴，合喉中央廉泉、天突②则十八穴矣。鸠尾至横骨只十四穴，杨以为十六穴者，殆误以横骨为曲骨傍之横骨二穴，故合廉泉、天突为十八穴乎？《甲乙》《千金》

---

① 龂交：原作"交龂"，据上文改。
② 天突：原作"天穴"，据《太素》及下文"故合廉泉、天突为十八穴"改。

任脉穴均不止此数，定有讹夺也。

鸠尾下三寸，胃脘五寸，胃脘以下至横骨六寸半一

林校：详"一"字疑误。《太素·气府》篇"六寸"作"八寸"，无"半"字。杨上善注："鸠尾以下至横骨一尺六寸。"顾氏观光《校勘记》曰：当云"五寸脐，脐以下至横骨六寸半"。《灵枢·骨度》篇云："以下至天枢长八寸，天枢以下至横骨长六寸半。"正与此文合也。"一"上当脱"寸"字。"寸一"谓每寸一穴也。下冲脉穴正同。

骨空论篇第六十

任脉者，起于中极之下，以上毛际，循腹里上关元，至咽喉，上颐循面入目

新校正云：按《难经》《甲乙经》无"上颐循面入目"六字。俞氏正燮《癸巳类稿》曰：《难经·二十八难》"入目"下有"络舌"，其语不伦。《甲乙经》"至咽喉而止"或是脱误《难经》无"上颐循面入目络舌"字，未知所本。刘河间《原病式·六气为病·热类》有此八字，未知所据。

晋蕃按：今本《甲乙经》有"上颐循目入面①"六字，盖后人依《素问》校改正统本《甲乙经》篇中无宋臣校语，正无此六字。

立而暑解

王注：一经云"起而引解"。言膝痛起立，痛引膝骨解之中也。

晋蕃按：注："暑，热也。"《素问》之"热"有作"炅"，无②"暑"者，王引一经作"起而引解"是也。

---

① 循目入面：据上文及《素问》，当作"循面入目"。
② 无：疑下脱"作"字。

在外上五寸

《圣济总录》百九十一"外"下有"踝"字。

骹下为辅

沈氏彤《释骨》曰:"下"乃"上"之讹。

或骨空在口下

张氏琦《释义》曰:"或"字疑误。沈氏彤《释骨》曰:《说文》"或"即"域"本字。云"或骨"者,以其骨在口颊下,象邦域之回帀①也。

当两肩

抄《太素·骨空》篇杨上善注:"两肩"有本为"唇"也。

晋蕃按:注云"谓大迎穴也,所在刺灸分壮与前侠颐同法"。上文"渐者上侠颐也",注云"阳明之脉渐上颐而环唇,故以侠颐名为渐也,是谓大迎"。据王注,"两肩"字应作"唇"。

---

① 回帀:今作"回匝"。犹环绕。

水热穴论篇第六十一

肺者太阴也，少阴者冬脉也

抄《太素·气穴》篇"肺者太阴也"，作"肾者少阴"。

晋蕃按：帝问"少阴何以主肾，肾何以主水"，岐伯之对上文"肾者至阴也，至阴者盛水也"二句，言肾之主水；此二句言少阴之主肾，当从《太素》上一句作"肾者少阴"。杨上善注云："一曰肺者，量为不然也。"盖以《素问》作"肺者太阴"为非矣。

关门不利

抄《太素·气穴》篇"门"作"闭"。日本《经籍访古志》曰涩江全善、森立之①同撰：古抄本"门"作"闭"，与注合。

晋蕃按：王注作"关闭不利"，是所见之本作"闭"。"闭"之误"门"，如《庄子·外物》篇"而闭其所誉"，《释文》："一本文、注并作'门'"是也。

---

① 涩江全善、森立之：原作"涩江十善森□之"，今据《经籍访古志》作者改、补。涩江全善（1805—1858），日本江户时期著名文献学家。著有《经籍访古志》《灵枢讲义》等。森立之，详见前注。

上下溢于皮肤，故为胕肿。胕肿者，聚水而生病也

抄《太素·气穴》篇"无胕肿者，聚水而生病也"句。

晋蕃按：此殆"故为胕肿"之注文。帝问"肾何以能聚水而生病"，上文"故聚水而从其类也"句，岐伯之对已明，不必复著此句，其为古注之文羼入正文无疑毕氏沅《山海经新校正》云："《素问》胕肿即腐字省文"。

肾汗出逢于风，内不得入于脏腑

抄《太素·气穴》篇"内不得入于脏腑"作"内不得入其脏"。

晋蕃按："内不得入其脏"，谓肾汗之出，不得还入于肾也，义较《素问》为长。《巢氏病源·水肿病诸候》篇云："肾劳则虚，虚则汗出，汗出逢风，风气内入，还客于肾。"《太素》言"肾汗之出，不得还入于肾"，巢氏言"风气循肾汗之出而内入还客于肾"，皆有至理，两不相背也。《太素》杨注义与巢氏违异，非是。

客于玄①府

抄《太素·气穴》篇作"客于六府"。

晋蕃按："六"为"玄"之讹。观下文"所谓玄府

---

① 玄：原作小注"庙讳"二字，避康熙帝爱新觉罗·玄烨讳省"玄"字，今据补。下"所谓玄府"同。

者，汗空也"句，虽似古注之文羼入正文，然足证《经》文是"玄府"非"六府"也。

所谓玄府者，汗空也

抄《太素·气穴》篇无此句。

晋蕃按：《甲乙经》"名曰风水"下亦无此句，别在七卷"凡病伤寒而成温者"节。《甲乙》"凡病伤寒"云云，《素问》在《热论篇》，或系彼篇脱简，但审文义亦不相比附，殆为"客于玄府"之注文，传写者羼入正文耳。

分为相输俱受者

抄《太素·气穴》篇作"分之相输受者"。

晋蕃按：义无甚别，古本传写各异也。

此肾之街也

抄《太素·气穴》篇作"此肾之所衝也"。

晋蕃按：王注"街谓道也"。《左氏昭元年传》"及衝击之以戈"，注："衝，交道。"是"衝"之与"街"，文异而义同。《素问》作"街"，《太素》作"衝"，犹《痿论》"会于气街"，《甲乙经·热在五脏发痿》篇作"会于气衝"。惟《太素》作"所衝"，"所"是衍字。杨上善注

"谓皆是肾气足少阳傍衝脉所衝之腧"，不知腹部之腧，侠①脐两傍肾脏，足少阴脉及衝脉气所发。王注说与《甲乙经》同。"伏菟上各二行"，不皆为衝脉气所发外陵、大巨、水道、归来、气街虽侠衝脉足少阴两傍，但非衝脉气所发，杨氏因正文衍一"所"字，谓皆是衝脉所衝，恐非是《御览》引《风俗通》谓街为四出之路。

"帝曰：春取络脉分肉"至"此之谓也"

林校曰：此与《四时刺逆从论》及《诊要经终论》义颇不同，与《九卷》之义相通。丹波元简《素问识》曰：《本腧篇》《四时气篇》《寒热病篇》《终始篇》《四时刺逆从论》《诊要经终篇》，并论四时刺法，本节最详而义互异，然与《水热穴》义不大涉，疑是他篇错简。

阳气留溢

抄《太素·变腧》篇、《甲乙经·针灸禁忌》篇"留"并作"流"。林校曰：别本"留"一作"流"。

晋蕃按："留""流"字古通。嵇康《琴赋》"乍留联而扶疏"，注②："'留联'即'流联'。"是其证也。

热熏分腠

《甲乙经·针灸禁忌》篇作"血温于腠"。

---

① 侠：通"夹"。《淮南子·道应》："两蛟侠绕其船。"
② 注：此指《文选》李善注。

晋蕃按：抄《太素·变腧》篇、《千金方·心脏脉论》篇并与《素问》同。《甲乙经》宋臣无校语，殆后人以意改之。

阳气衰少，阴气坚盛

抄《太素·变腧》篇"盛"作"紧"。

晋蕃按：杨上善注："紧，盛也。""坚"为"紧"之误文，"盛"为"紧"之注文羼入正文。

取荥以实阳气

林校曰：全元起本"实"作"遣"，《甲乙经》《千金方》作"通"。

晋蕃按：抄《太素·变腧》篇亦作"实"。《广雅·释诂》："实，塞也。""通"之为"塞"，犹"乱"之为"治""徂"之为"存"也。全元起本作"遣"，则为"通"之讹。

余论其意，未能领别其处

抄《太素·气穴》篇无"领"字。

晋蕃按：论，理也《礼记·王制》篇"必即天论"，《释文》："论，理也"；领，亦理也《汉书·贾谊传》"谁与领此"，师古曰："领，理也"。"余论其意，未能领别其处"，犹《著至教论》云"诵而未 "未"原作"颇"，从《御览》正 能解，解而未能别也。"《太素》夺"领"字。

以越诸阳之热逆也

宋·成无己《伤寒例》注引"越"作"泻"。

晋蕃按：下文胸中、胃中、四肢、五脏诸热俱言"泻"，于头上五行①独言"越"者，《阴阳应象大论》所谓"其高者因而越之"也。《伤寒例》注引作"泻"，盖成氏妄改胡三省《通鉴释文辨误》②云："泻之为义，除也，尽也"。

背　俞

《甲乙经·六经受病发伤寒热病》篇"俞"作"椎"。林校曰：王氏注《刺热论》③云："背俞，未详何处"，注此指名"风门热府"，注《气穴论》以"大杼"为"背俞"，注不同者，盖亦疑之者也。

晋蕃按：俞在背因谓之背俞，在脊椎傍因谓之背椎，未能实指其处，斯无一定之名乎？王注云："既曰风门热府，即治热之背俞也。"亦是意度之辞。《太素·气穴》篇

①　五行（háng 航）：原脱"行"字，据今本《素问》本篇补。"五行"，谓头上五行行五穴位。

②　胡三省《通鉴释文辨误》：胡三省（1230—1302）字身之，浙江宁海人。宋元之际史学家。著有《资治通鉴广注》《资治通鉴音注》等。《通鉴释文辨误》，共 12 卷，对《资治通鉴》作校勘、考释，对《释文》作辨误。

③　王氏注《刺热论》："刺热论"当作"刺热篇"。王冰注在"病甚者为五十九刺"下。

杨上善注谓是"肺俞"，风门热府在第二椎下两傍各一寸五分，肺俞在第三椎下两傍各一寸五分，未能定其孰是也。

髃 骨

王注：验[①]今《中诰孔穴图经》无髃骨穴，有肩髃穴。

晋蕃按：《骨空论》"举臂肩上陷者灸[②]之"，王注："肩髃穴也。"《太素·气穴》篇作"髃骨"，余如《甲乙经》。凡言经穴之书，俱作"肩髃"，无作"髃骨"者。《千金方》二十九林校云：《外台》名"篇[③]骨"，《经》曰"髃骨"，殆合二名言之。

人伤于寒而传为热何也

《文选·风赋》李善注、《御览》三十四引"传"并作"转"。

晋蕃按：高诱《吕览·必己》篇注："'传'犹'转'。"《左氏·襄二十六年》卷首"传"注"传写失之"，《释文》："一本作转。""传""转"字古通。

---

① 验：今本《素问》王冰注作"按"。
② 灸：原作"炙"，据《素问·骨空论》改。
③ 篇：《千金方·卷二十九·针灸上》"肩髃，在肩端两骨间"下林校作"扁"。

调经论篇第六十二

洒淅起于毫毛

新校正云：按《甲乙经》"洒淅"作"悽厥"。《太素》作"滀泝"，杨上善云："滀，毛孔也，水逆流曰泝，谓邪气入于腠理，如水逆流于滀。"张氏文虎《舒艺室续笔》："悽厥"亦寒貌，与"洒淅"文异义同，"滀"与"洒"形近而讹，"泝"则"淅"之坏文，《刺要论》"泝泝然寒慄"，《皮部论》"邪之始入于皮也，泝然起毫毛，开腠理"，"泝"皆"淅"之误。杨训"滀"为"毛孔"，未知所本，且如其说，则当作"泝滀"矣。

晋蕃按：杨上善注："滀谓毛孔也。"林校夺一"谓"字，遂若"滀即毛孔"，故张氏以为"滀训毛孔，未知所本"。观下"如水逆流于滀"，盖是形容之辞。《灵枢·邪气脏腑病形》篇"洒淅动形"，《太素·色脉诊》篇作"滀泝"，注："虚邪中人，入腠理，如水逆流于滀。"又《官能》篇"洒淅动形"，《太素·知官能》篇作"滀泝"，注："滀谓沟渠，即腠理也。泝谓水之逆流，即邪气入腠理也。"不应俱属坏文。惟《刺疟篇》"足阳明之疟，令人先寒洒淅"，《太素·十二疟》篇作"洒泝"，杨氏无注，盖"滀泝"别是一义，杨氏纂《太素》时所意改。高保衡等上《补注素问表》"隋·杨上善纂而为《太素》",而《十二疟》篇则犹仍《素问》之文，故独无注。

按而致之，刺而利之

新校正云：按《甲乙经》"按"作"切"，"利"作"和"。

晋蕃按：《史记·扁仓传》："不待切脉。"《正义》[①]："按也。"《广雅·释诂》："利，和也。""切"之与"按"，"和"之与"利"，文异而义同。

孙络水溢

《太素》"水"作"外"。《甲乙经》同。《灵枢·经脉》篇"大腹水肿"，《太素》作"腹外肿"。

晋蕃按：作"外"是也。汉建宁二年《史晨碑》、熹平二年《鲁峻碑》[②]，"外"字并作"外"，与"水"字形相涉而误也。

泾溲不利

新校正云：按杨上善云："'泾'作'经'，妇人月经也。"

晋蕃按：《灵枢·本神》篇"泾"亦作"经"，但注

---

① 正义：原作"正议"，据唐·张守节《史记正义》改。

② 鲁峻碑：汉代碑刻，全称《汉司隶校尉忠惠公鲁君碑》，又名《汉司隶校尉鲁峻碑》《鲁忠惠碑》。东汉熹平二年（173）四月立。

引《针经》则作"泾"，是王氏所见之《灵枢》作"泾"，不作"经"也。"形有余"指脾气实，王训"泾"为"大便"，作"泾"是。

血并于阳，气并于阴，乃为炅中

晋蕃按：赵氏坦《春秋异文笺》[①]引此文读"阴"为"雍"。

寒则泣不能流

晋蕃按：朱氏骏声《说文通训定声》："此文谓泣，假借为立。"

虚者聂辟气不足

林校曰：《甲乙经》作"摄辟"，《太素》作"慑辟"。抄《太素·虚实所生》篇下有"血泣"二字。

晋蕃按：《灵枢·根结》篇作"儑辟"。"聂""摄""慑""儑"，四字古相通假《海外北经》"聂耳之国，为人两手聂其耳"，是假"聂"为"摄"也。《左氏襄十一年传》"武震以摄威之"，是假"摄"为"慑"也。《说文》"儑，心服也"；"慑，一曰服也"，是假"慑"为"儑"也。抄《太素》"血泣"二字涉上

---

① 赵氏坦《春秋异文笺》：赵坦，字宽夫，浙江仁和人。清代学者。著有《周易郑注引义》《春秋异文笺》《石经考续》等。《春秋异文笺》13卷，为考校笺释"《春秋》三传"异文的著作。

文"营血泣"而衍。

又按：摄，敛着也《史记·郦生陆贾传》《正义》，辟，相着也《庄子·庚①桑楚》篇《释文》。所谓壮者气行则愈，虚者着而生病也。

喜怒不节，则阴气上逆

新校正云：疑剩"喜"字。

晋蕃按：观下文"喜则气下"，则喜不得言气上逆，自是剩字。

---

① 庚：原缺，据《庄子·庚桑楚》篇补。

四时刺逆从论篇第六十四

血气内却

晋蕃按：王注："却，闭也。"字亦作"郤"。《灵枢·岁露论》"腠理郤"与"腠理开"相对为文，故训为"闭"。

刺五脏，中心一日死

张氏文虎《舒艺室续笔》曰：自此至篇末与上"帝曰善"三字不相蒙①，当有脱文。

晋蕃按："刺中心"云云，为《刺禁论》之文，重现于此。

其动为嚏欠

林校：《甲乙经》无"欠"字。

晋蕃按：《刺禁论》亦无"欠"字。

---

① 蒙：承接，关联。

天元纪大论篇第六十六

天以阳生阴长，地以阳杀阴藏

晋蕃按：《阴阳应象大论》王注引此文谓出《神农》。今《神农本经》无此文。

木火土金水火，地之阴阳也，生长化收藏。故阳中有阴，阴中有阳

张氏琦《释义》曰："木火[1]"至"收藏"十六字衍。钱熙祚《素问跋》曰：观王氏亦无释，是误在王氏后矣。

晋蕃按：已见上文，此为重文误出。《困学纪闻》[2] 九引《素问》亦无此十六字。

---

① 木火：原作"土木"，据《素问释义》卷六十六改。
② 困学纪闻：为宋代考证札记辑集。全书 20 卷，对以往诸家考释经、史、诸子中的疏误矛盾之处进行补正。作者王应麟。

五运行大论篇第六十七

黅天之气

方以智《通雅》曰："黅天"即"黔天"。

气交变大论篇第六十九

身热骨痛而为浸淫

新校正云：按《玉机真脏论》云："心脉太过，则令人身热而肤痛为浸淫。"此云"骨痛"者误也。

晋蕃按：巢氏《诸病源候论》："浸淫疮是心家有风热，发于肌肤。"当从《玉机真脏论》作"肤痛"是。

雨水霜寒

新校正曰：按《五常政大论》"雨水伤寒"作"雨冰霜雹"。

晋蕃按：详注文是王氏所见之本作"雨水雹霜"，王特改"水"从"冰"耳。据《六元正纪大论》"寒水胜火则为冰雹"，则从王本作"雨冰雹霜"是，《五常政①大论》"霜雹"二字亦应乙转。

筋骨繇复

新校正曰：按《至真要大论》云："筋骨繇并"，疑此"复"字，"并"字之误也。

---

① 政：原作"正"，据今本《素问》改。

晋蕃按：作"繇併"是。"併"与"並"同《尔雅》《释文》"併字又作並"，《灵枢·根结》篇所谓"骨繇者，摇故也"。"筋骨繇併"，犹言"筋骨並摇"也《说文》"澹澹，水繇貌也"，段玉裁曰："繇当作摇"。

五常政大论篇第七十

金曰审平，金曰从革，金曰坚成

宋·沈作喆《寓简》①曰：《素问》叙五运平气与太过不及之纪，金之平气曰审平，不及曰从革，太过曰坚成，盖金微不能为政，但随气所胜革化而已，至其太壮则坚成而不受火令，皆非平和之气也，此与《洪范》不同，或者《素问》为是。

其候清切

《释音》"清"作"清"。

晋蕃按：注："大凉也"，字宜作"清"，但亦可借"清"为之。《吕览·有度》篇"清有余也"，《庄子·人间世》篇"爨无欲清之人"，皆借"清"为"清"。《庄子》《释文》："字宜从'冫'，从'氵'者假借也"。

沉黔②淫雨

王夫之《说文广义》："黔晴"之"黔"从"雲"从

---

① 沈作喆《寓简》：沈作喆，字明远，号寓山。浙江德清人。高宗绍兴五年（1135）进士。《寓简》为笔记类著作，内容十分丰富，对全面了解宋代社会多有裨益。

② 黔（yīn因）：《玉篇·云部》："黔，《说文》曰：'云覆日也。'今作阴。"

"今"，"今"始有云尚未雨也。古文省作"仌"，"仌昜"字本如此。加"自"作"阴阳"者，则山南水北为阳，山北水南为阴，如岳阳、河阴之类是已。俗书概作"阴阳"，非也。

晋蕃按：《经》作"黔"，注作"阴"。《大戴礼记·文王官人》篇"考其黔易以观其诚"，注："阴阳犹隐显也。"《月令》"季春行秋令，则天多沉阴"，《经》《传》皆以"阴"为之。

其谷麻麦

程瑶田《九谷考》曰：《经》、注三"麦"字[1]本皆"黍"字，后人因"火曰升明，其谷麦"而妄改之。不知麦之色赤已见上注，此注不应重现矣。《经》以"麦""黍"二谷赤色可互取之，故于火本令中火谷取"麦"，金水令中火谷取"黍"，此古人之神明[2]，后人所弗能及者。

其动坚止

晋蕃按：注"水少不濡则干而坚止，藏气不能固则注下而奔速"，详注则"坚止"下有阙文。

---

[1] 《经》注三"麦"字："《经》"指《素问·五常政大论》"其谷麻麦"。"注"指该经文下王冰注"麻，木。麦，火谷也。麦色赤也。"三"麦"字，指《经》文一"麦"字和注文两"麦"字。

[2] 神明：谓高明。

其谷黍稷

新校正：本论上文"麦"为火之谷，今言"黍"者，疑"麦"字误为"黍"也。虽《金匮真言论》作"黍"，然本论作"麦"，当从本论之文也。程瑶田《九谷考》曰："黍"字不误，林氏考之未审。

其令鸣显

张琦《释义》曰："鸣"当作"明"。

晋蕃按："鸣"与"明"同，古字通也。《释名》："名，明也"，《庄子》《释文》引作"鸣也"。《文选·运命论》"里社鸣而圣人出"，字以"鸣"为之，盖"鸣"即"明"，不必改"鸣"从"明"。惟注谓"火之用而有声"，则未达"鸣""明"之通，未免强为之解耳。

其谷稻黍

新校正：本论上文麦为火之谷，当言"其谷稻麦"。程瑶田《九谷考》曰："黍"字不误，林氏考之未审。

其谷黅秬①

《六元正纪大论》作"谷②黅玄"。《气交变大论》作

---

① 黅秬（jù 据）：黅，指黄色作物如小米之类。秬，指黑色作物如黑黍之类。

② 谷：今本《素问》上有"其"字。

"其谷秬"。

晋蕃按：王绍兰①曰：《管子·地员》篇注。"《素问》言谷色黑者，或即目之为秬。"《六元正纪大论》曰"其谷黅玄"，而《五常政大论》则曰"其谷黅秬"，《气交变大论》亦曰"其谷秬"，并以"秬"字作"黑色"字也。

能毒者以厚药

顾炎武《广韵正》引《素问》此文曰："能"读作"耐"。

---

① 王绍兰：1760—1835，字畹馨，号南陔，自号思维居士，浙江萧山人，清代学者。著有《周人经说》《王氏经说》《说文段注订补》《汉书地理志校注》。此为王氏为《管子·地员》所作注文。

六元正纪大论篇第七十一

太虚肿翳

新校正曰：详《经》注中"肿"字疑误。张琦《释义》曰："肿"当作"曛"，赤气也。

晋蕃按："肿"为"曛"之烂文。下文"火发而曛昧"《楚辞·九章·思美人》篇："与曛黄以为期①"。

䐜愤胕胀

晋蕃按："愤"可借"䐜"为之，《至真要大论》"诸气䐜郁"作"䐜"，不作"愤"。"胕"，经籍通作"肤"。《易通卦验》"人足阳明脉盛，多病胕肿"，则以"胕"为之。

---

① 期：原作"斯"，据《楚辞·九章·思美人》改。

至真要大论篇第七十四

呕而密默

张琦《释义》曰："密默"疑误。

晋蕃按：《灵枢·五乱》篇："气乱于心则烦，心密默俯首静伏。"《孟子》"遏密八音①"，注："无声也。"《楚辞》"默顺风以偃仰兮"，注："寂也。"寂亦无声也寂，无声之貌也。《文选·西征赋》注引《韩诗章句》②。呕本有声，《山海经》"薄鱼其音如欧"，注云："如人呕吐声也"。呕而密默，谓呕无声也，为上文"咳喘有声"之对文。

又凡三十度

张琦《释义》曰：按《六元正纪大论》曰："后皆三十度而有奇也"，此"又"字乃"后"字之讹。

晋蕃按：《礼记·文王世子》"以待又语"，注："又语为后复论说也。"

---

① 遏密八音：见《孟子·万章上》："尧典曰：'二十有八载，放勋乃徂落，百姓如丧考妣；三年，四海遏密八音。'"指皇帝死后停止演奏音乐。

② 韩诗章句：东汉薛汉为《韩诗》所作注解之文。原书早佚。清马国翰《玉函山房辑佚书》辑有《薛君韩诗章句》二卷。

君一臣三佐五

晋蕃按：《本草经序录》作"一君二臣五佐"。

著至教论篇第七十五

诵而颇能解

《御览》七百二十一引"诵"作"讼","颇"作"未"。

晋蕃按：《史记·吕后纪》"未敢讼言诛之"，《索隐》："讼，诵说也。"盖"诵""讼"义同。详注云："言所知解"，是王氏所见之本作"颇能解"。但"诵而未能解"与下文"解而未能别，别而未能①明，明而未能彰"文义一律，从《御览》是。

---

① 能：此下原衍一"能"字，据今本《素问》删。

疏五过论篇第七十七

凡未诊病者

《医心方》一引作"凡诊病者"，无"未"字。

虽不中邪，病从内生

张氏琦《释义》：二句应在"名曰失精"之下。

晋蕃按：《医心方》一引此文杨上善注①"脱荣伤也，有卑贱之辱；失精伤也，有贫悴之困。虽不中于外邪，形神苦之所致也"，先释"脱营失精"，后释"虽不中邪"二句，似《经》文本在"名曰失精"之下。

气内为寶

新校正云：按全元起本及《太素》作"气内为寶"。

晋蕃按：《庄子·庚桑楚》"正得秋而万寶成"，《释文》："元嘉本作'万寶'。"《说文》："寶，从宀从貫，货贝也。""寶"之与"寶"义可通假。《灵枢·营气》篇"营气之道，纳谷为寶"，《五脏别论》《平人气象论》王

---

① 杨上善注：见《医心方》卷一《治病大体第一》。

注引之，"寶"亦作"實"近人《魏书校勘记^①·李惠传》"得其實矣"，毛本^②"實"作"寶"，此则不可通耳。

五脏菀熟

义见《大奇论篇》。

---

① 魏书校勘记：《魏书》为北魏一朝纪传体断代史书。清代国学大师王先谦为之作《魏书校勘记》，博采群书，精研版本，为后世史学及文献学研究所重视。

② 毛本：据《魏书校勘记》，指明代毛晋汲古阁本。

徵四失论篇第七十八

更名自功

新校正云：按《太素》"功"作"巧"。顾氏炎武《唐韵正》四十四"有"引作"更名自巧"，与"咎"韵。

晋蕃按：下文王注"何自功之有耶"，林校："全元起本作'自巧'，《太素》作'自功'。"与此处二字互异。《管子·兵法》篇"器械不巧"，《七法》篇作"器械不功"。《群经音辨》曰："善功曰巧。""功""巧"二字文异义同。

熟知其道

王注：今详"熟"当作"孰"。《华严经音义》："惟□①，《尔雅》曰：'孰，谁也。'经②本有加历火者，非此用也。"

晋蕃按：《元魏荥阳郑文公摩崖碑》③、北齐马天祥等

---

① 惟□：据慧苑《华严经音义》卷三，当作"孰有"。
② 经：原作"终"，据慧苑《华严经音义》卷三改。
③ 元魏荥阳郑文公摩崖碑：即《郑文公碑》，摩崖刻石。北魏宣武帝永平四年（511），郑道昭为纪念其父所刻。

《造像记》①并借"熟"为"孰"诸可宝②《郑文公碑跋》云："《说文》'孰'即训食饪义，无'熟'字，后人变隶加火形。《孟子》《荀子》《礼记》皆以'孰'为'熟'，《史记》《周髀算经》《吕览》始以'熟'为'孰'，要知'熟''孰'本是一字"。《灵枢·逆顺肥瘦》篇"夫子之问学熟乎"，《太素》同，杨上善注"夫子所问所学从谁得乎"，是亦以"熟"为"孰"也。

---

① 马天祥《造像记》：《造像记》指各种宗教石窟、神龛等像的制作留下记录的文字。马天祥，生平不详。原石已毁，今有拓片，是珍贵的隶书书法作品。
② 诸可宝：1845—1903，字迟菊，号璞斋，浙江钱塘人。善书画。著有《璞斋诗集》。

阴阳类论篇第七十九

专阴则死

《甲乙经》"专"作"抟"。

晋蕃按："抟"与"专"同。卢氏文弨《钟山札记》①曰："《昭廿年左氏传》'若琴瑟之专一'，《释文》云：'董遇本②作抟，音同。'案：《史记·秦始皇本纪》'抟心揖志'，《索隐》云：'抟古专字。'引《左传》'如琴瑟之抟一'以证之，正用董遇本也。《易·系辞上》《传》'其静也专'，《释文》云：'陆作抟。'《史记·田完世家》'（韩）冯因抟三国之兵'，徐广③'音专'。"山阳吴氏玉搢④云："《管子·内业》篇'一意抟心'，亦专心也。"

上空志心

张琦《释义》曰："上空"，义未晰。

---

① 《钟山札记》：为卢文弨归田后，掌教于南京钟山书院前后所作校书随笔。卢文弨，详见前注。

② 董遇本：董遇，字季直，三国时魏国大儒。将对《左传》的研究心得，写成《朱墨别异》一书。"董遇本"当指此。

③ 徐广：352—425，字野民，东莞姑幕人。官至中散大夫。东晋史学家。著有《史记音义》《晋纪》等。此处指《史记音义》。

④ 吴玉搢：1698—1773，字籍五，号山夫，山阳人。清代古文字和考古学家。著有《说文引经考》《金石存》《别雅》等。

晋蕃按：王注谓"上控引于心"，是注作"控"也。《经》作"空"者，"空"字通。朱骏声《说文通训定声》云："'空'又为'控'。《周礼·大祝》'三曰空首'，注：'拜头至手，所谓拜手也。'按犹引也。"

颂得从容之道

王注："颂"，今为"诵"也。

晋蕃按：《后汉书·逸民传》"专精颂诗"，以"颂"为"诵"。

期在㴔水

《释音》："㴔"音"廉"。林校曰：杨上善云："㴔，廉检反，水静也。"

晋蕃按："㴔"作"濂"。楼钥《攻愧集》[①] 载晁以道[②]说，唐本《说文》"㴔"篆下较徐本多"又曰淹也，或以廉"七字，因引《素问》 "期在㴔水"之文，似《经》文"㴔"字义取"淹"也段玉裁曰：杨上善注云："㴔，水静也"，于此义相近，字则从"廉"作"濂"。

---

① 楼钥《攻愧集》："钥"字原脱，据《攻愧集》补。楼钥，1137—1213，字大防，又字启伯，号攻愧主人。明州鄞县人。南宋大臣、文学家。《攻愧集》为其诗文集。
② 晁以道：即晁说之，1059—1129，字以道，号景迂，宋代制墨名家、画家。博通五经，尤精《易》学。

方盛衰论篇第八十

合之病能

晋蕃按："能"当读为"态"，详《阴阳应象大论》篇。

解精微论篇第八十一

请问有鬈愚仆漏之问

《太素·水论》篇"问①"下有"其"字，"鬈愚"作"俛遇"，"漏"作"偏"。林校：全元起本"仆"作"朴"。

晋蕃按：《晏子春秋》七"以淫愚其民"，《墨子》作"以淫遇民"。《庄子·则阳》篇"匿为物而愚不识"，《释文》："愚，一本作遇。""愚""遇"古字通。

---

① 问：原作"闻"，据上下文意改。

校注后记

一、作者生平考

田晋蕃为清末著名医家，但其生平事迹，知之不多。课题组成员通过《绍兴市志》、田晋蕃《山阴田氏建造宗祠碑记》、蔡元培《医学丛书序》等对田晋蕃生平事迹和学术思想进行考察，大略得知：田晋蕃生年不详，卒年约在 1903—1908 年之间；与同乡傅崇黻、何炳元、裘庆元等试图以西医解剖、生理、病理、药理等知识，阐释中医治病机理，提倡中西医汇通，是中西医汇通学派的先驱之一，其《中西医辨》即是明证；田氏学识渊博，精通儒学、小学，与蔡元培交往密切，深受蔡氏敬佩。蔡元培《医学丛书序》言："田杏邨世丈精于医而不营医业，因得以悉力研求，一用清代汉学家法，广学甄微，实事求是。其所著最浩博而有实用者，曰《医稗》，仿郑方坤《经稗》而作。盖笔记小说之中，尚有关乎医药之记述，初非各家医案所具，而试之或有奇验，其书又率非医家之所暇涉猎者。文积十年之久，于浏览杂书之顷，取而录之，更准诸医理，删其太无稽者。苟于医理有小小之关会，则虽其假记仙鬼之谈，亦遇而存之，分类排比为十卷，是皆往昔经验之成绩，不特供旧学者之检阅，尤足以供新学者之参考而研究者也。其他著述，如《素问校义》等，虽卷帙无

校注后记

二三九

多，而要皆精审不苟，可以传后。"《序》中所称《素问校义》，当即《内经素问校证》。

二、著作与版本流传考证

根据《中国中医古籍总目》记载，田晋蕃有医书七种（包括《内经素问校证》《医经类纂》《医稗》《名家杂抄》《中西医辨》《田晋蕃日记》《慎疾格言》），约成书于清光绪五年己卯（1879）至光绪十年甲申（1884），现存范行准栖芬室旧藏稿本，藏于中国中医科学院图书馆。《内经素问校证》为七种之一，约成书于清光绪五年（1879），抄写于红格稿纸，4册，182页，每页10行，每行21字，两面，约七万六千字。《全国中医图书联合目录》（1991年版）与《中医图书联合目录》（1961年版）记载相同。经课题组成员前往中国中医科学院图书馆、中国国家图书馆、中国科学院图书馆等多家大型图书馆实地考察，《内经素问校证》仅存中国中医科学院图书馆所藏一本。由此判断，《内经素问校证》为海内孤本。

三、"稿本"与"抄本""校正"与"校证"辨疑

（一）"稿本"与"抄本"

《中国医籍大辞典》《中国中医古籍总目》《中国医籍通考》《全国中医图书馆联合目录》等皆认为是"稿本"。但仔细查看抄写字迹，尤其是抄写中出现的明显错讹，我们认为是"抄本"可能性更大。理由是：

就其字迹看，本书182页，抄写工整，字迹清晰，很少涂改，而稿本一般有较多涂改处。

就其体例看，比如"晋蕃按"，一般为另起行，大字；但也有数条作夹行小注，与前后体例不一，不像作者一人抄写；

就本书抄写错误看，如《经籍访古志》作者日本人涩江全善、森立之，原抄作"涩江十善森□之"，显系抄写者不知此二人而缺漏、错误，因为作者不可能不知二位医家之名；又如《难经·七难》，"七"写作"也"，《难经·四难》，"经"写作"冷"，一看就知抄写者为外行。

就本书缺文看，本书有多处空格，如《风俗通》"风俗"二字空缺，这些空缺处并非漫漶不清，而是抄写者不识原稿字迹故意留空。

综上所述，我们认为本书是"抄本"可能性更大而非"稿本"，而且抄写者应该是一个医学修养不甚高的人。

（二）"校正"与"校证"

《内经素问校证》有词典作《内经素问校正》者，如《中国医籍大辞典》《中医人名词典》等，究竟是"校正"还是"校证"呢？

这个答案本来是显而易见的，因为查原稿，正作"校证"。之所以出现错误，一是一般人未见原稿，二是不了解作者意旨，以致以讹传讹，遂有此误。要明白是"校正"还是"校证"，从本书校勘内容即可得知。

本书校勘内容主要有二：一是田晋蕃本人对《素问》的校勘。如《上古天真论篇第一》："人将失之耶?"田晋蕃按：唐·孙思邈《备急千金要方》作"将人失之耶"。二是田晋蕃对前贤《素问》校勘的评断，一般先列前贤校勘，再以"晋蕃按"评价。如《上古天真论篇第一》："其民故曰朴。"先列举前贤校勘：林校曰："别本曰作日。"胡氏澍《素问校义》曰："曰字义不可通，别本作日是也。日，与《孟子·尽心》篇'民日迁义'之'日'同义，言其民故日以朴也。"再以"晋蕃按"作评断：古人"日""曰"二字同一书法，唐石经犹然。臧氏琳《经义杂记》曰："唐石经'日'字皆作'曰'，惟上画满为'日'，上画不满象气出口为'曰'。《释文》遇二字可疑者加音切以别之。"

由此可知，是书名《校证》，是因为本书主要工作一是校，二是证，故为"校证"。若为"校正"，则是"校勘改正"之意，不合本书体例。

四、本书主要成就

（一）旁征博引，资料丰富

《戴东原集》卷九《与是仲明论学书》言："仆闻事于经学，盖有三难：淹博难，识断难，精审难。"欲达识断、精审，第一在占有材料，充分吸取前人成果，站在巨人肩膀上进一步。本书之成就，首在充分占有材料。

《素问》校勘之作，可谓多矣。然有在医籍者，有在文史者，有在小学校勘著作者。收集齐全，洵非易事。本书引用《素问》校释之书之多，令人惊叹。如杨上善《太素》，《素问》王冰注、林亿新校正，无名氏《素问释音》，胡澍《素问校义》，日本涩江全善、森立之《经籍访古志》，俞樾《读书余录》，陆懋修《素问音义》，顾观光《校勘记》，日本丹波元简《素问识》，张琦《素问释义》，黄元御《素问悬解》，滑寿《读素问抄》，尤怡《医学读书记》，吴崑《素问》注，顾炎武《唐韵正》，段玉裁《说文解字注》，朱骏声《说文通训定声》，王筠《说文释例》，吴谦《医宗金鉴》，钱熙祚《素问跋》，高世栻《素问直解》，杭世骏《与魏玉横论解书》，马莳《黄帝内经素问注证发微》，沈彤《释骨》，冯一梅《疾医九藏考》，冯承熙《校余偶识》，张文虎《舒艺室续笔》，俞正燮《癸巳类稿》等30余种。其他引证之书如经书有《周易》《尚书》《周礼》《仪礼》《礼记》《左传》等，史书有《史记》《汉书》《三国志》等，文字音韵训诂学著作如王念孙《广雅疏证》、王引之《经传释词》、程瑶田《九谷考》、钱大昕《养新录》等，可谓众美兼备，搜罗殆尽。仅就这些资料而言，已足够启发后学。

（二）四校合参，方法纯熟

《素问》校勘，前贤已做了大量卓有成效的工作。本书能在《素问》校勘方面取得更大成绩，与作者扎实的工作及四校方法的纯熟运用是分不开的。

1. 本校法

（1）据上下文句例

《痿论篇》："故肺热叶焦。"抄《太素·五脏痿》篇、《甲乙经》十"肺"下并有"气"字。晋蕃按：以下文"心气热肝气热"例之，当有"气"字。又按："焦"读为"癄"。《广雅》："癄，缩也。"王氏念孙《疏证》云："与《魏策》'衣焦不申'字异而义同。"吴师道注："焦，卷也。""肺气热叶焦"，谓肺气热则叶卷缩也。

（2）据本书用词例

《上古天真论》："筋骨解堕。"陆氏懋修《素问音义》曰："解与懈通。懈，解也，骨节解缓也。堕与惰通。《大戴礼·盛德》篇'小者偷堕'，堕，解堕也。《礼·月令》：'季秋行春令，则民解惰。'"晋蕃按：《灵枢·癫狂》篇"骨酸体重，懈惰不能动"，正作"懈惰"。

（3）据本书王冰注

《五脏生成》："此五脏所生之外荣也。"《难经·六十一难》滑注引"所生"作"生色"。晋蕃按：上文王注"是乃真见生色也"，作"生色"是。

2. 对校法

《上古天真论》："年半百而动作皆衰者。"晋蕃按：《经籍访古志》、抄宋本《内经》"半"上有"至"字，与《太素》《千金》同。

《四气调神大论》："天明则日月不明，邪害空窍。"

《太素》"天明"作"上下"。晋蕃按:《太素》作"上下"是也。上文"藏德不上,故不下也",此承上文而反言以明之,故云"上下则日月不明,邪害空窍"。若如王本上文言"天气,清净光明者也",此言"天明则日月不明,即邪害空窍",义不相背乎?"天明"字殆涉上下文而误。

3. 他校法

《上古天真论》:"以欲竭其精,以耗散其真。"晋蕃按:宋·张君房《云笈七签》三十二引"耗"作"好"。

《四气调神大论》:"夏为寒变。"晋蕃按:唐·胡愔《黄庭内景五脏六腑图说》作"夏为寒变",与《素问》同。

4. 理校法

(1) 据文理

据文不重复例,如《痿论篇》:"则皮毛虚弱急薄。"《甲乙经》无"皮"字。抄《太素·五脏痿》篇"虚"作"肤"。晋蕃按:"肤",《说文》训"皮"。既云"皮毛",又云"肤",文义复出,殆字形相涉而误。

据同义复词例,如《奇病论篇》:"人有重身。"晋蕃按:《诗·大明》笺:"重谓怀孕也。"陈氏奂曰:"怀子曰重。"今江苏有此遗语。"身",古"㑋"字。《玉篇》:"㑋,妊身也。"《广雅》:"身,㑋也。""重"与"身"同义,古人自有复语耳。

据词义对举例,如《风论篇》:"食寒则泄,诊形瘦而腹大。"《千金方》八"泄"上有"洞"字，《圣济总录》"诊"注属上句。晋蕃按："洞泄""泄注"，文异义同。"食寒则洞泄"，与"失衣则胀"相对成文，"诊"字涉上文而误。

据经典用词例，如《四气调神大论》："万物命故不施。"晋蕃按："施"即《管子·地员》篇"鸟兽安施"之"施"，尹注云："施谓有以为生"，与王注同义。

据文字通假例，如《大奇论篇第四十八》："肺之雍。"林校曰："详肺雍、肝雍、肾雍，《甲乙经》俱作痈。"晋蕃按："雍""痈"字古通。《史记·孔子世家》"雍渠"，《孟子》作"痈疽"。翟氏灏《四书考异》曰："痈疽即雍渠，以声同通借耳。"

据音近致误例，如《风论篇》："其则身汗。"《圣济总录》"汗"作"寒"。晋蕃按："寒""汗"音近而转。周寿昌《思益堂日札》曰："《宋书·鲜卑吐谷浑传》'楼喜拜曰：处可寒'，可寒即可汗。"

据形近致讹例，如《上古天真论》："真牙。"夏氏味堂《拾雅》曰："《仪礼·既夕礼》'实贝柱右龂左龂'，《素问·上古天真论》'故真牙生而长极'，盖真与龂通。"晋蕃按：《周礼·典瑞》注："柱左右颠"，《释文》曰："颠，《仪礼》作龂。"《说文》无"龂"字，"颠"即"龂"也。《经》作"真"，殆"颠"之烂文。

据古字省文例，如《痿论篇第四十四》："主闰宗筋。"

《甲乙经》"闰"作"润"。顾氏观光《校勘记》曰："闰即润字。"晋蕃按：宋·王观国《学林》曰："古文篆字多用省文及变篆为隶，亦或用省文者，循古文耳。《禹贡》'东过洛汭'，《汉书·沟洫志》汭省水作内，《禹贡》'潍淄其道'，《汉书·地理志》潍淄省水作惟(《史记》为"维"——括号内为作者自注) 甾。"《经》文"润"作"闰"，亦犹"汭"之作"内"、"潍淄"之作"维甾"，循古之省文也。

（2）据医理

《刺腰痛》："痛如小锤居其中。"新校正曰："按《太素》小锤作小针。"晋蕃按："锤"当作"针"。此腰痛为足少阳别络之病，上文"少阳令人腰痛，如以针刺其皮中"，故知作"针"是也。

校勘方法某种程度上决定了校勘成果的可信度。观本书校勘方法之纯熟，考据之严密，足见本书之价值。

（三）前贤校勘，多所是正

本书名曰《校证》，其实纯粹自校者少，多数是对前贤《素问》校勘的论证。主要包括以下几个方面：

1. 证前人之校勘为是

《六节藏象论》："为阳中之太阴。"林校曰："太阴，《甲乙经》并《太素》作少阴。"顾氏观光《校勘记》云："《灵枢·阴阳系日月》亦云肺为阳中之少阴。"晋蕃按：《五行大义》引亦作"阳中之少阴"，与《灵枢》及林校同。尤氏怡《医学读书记》云："《素》以肺为太阴者，举其经之名；《灵》以肺为少阴者，以肺为阴脏而居阳位也。"

2. 证前人校勘为非

《五常政大论》："其令鸣显。"张琦《释义》曰："鸣当作明。"晋蕃按："鸣"与"明"同，古字通也。《释名》"名，明也"，《庄子》《释文》引作"鸣也"。《文选·运命论》"里社鸣而圣人出"，字以"鸣"为之。盖"鸣"即"明"，不必改"鸣"从"明"。惟注谓火之用而有声，则未达"鸣""明"之通，未免强为之解耳。

3. 补前人校勘之不足

《脉解篇》："所谓色色不能久立久坐。"新校正云："详色色字疑误。"晋蕃按：《太素》作"邑邑"是也。《楚辞·远逝》："风邑邑而蔽之。"注："微弱貌。"义与不能久立久坐合。《医心方》十九《札记》、真本《黄帝内经明堂》卷一"中府主胸痛，恶清，胸中满，色色然"，杨上善注："色色，恶寒状。"有本作"邑邑"，亦可以征"色""邑"互讹也。

4. 提出新的校勘见解

《生气通天论》："故圣人传精神。"俞氏樾《读书余录》曰："王注曰夫精神可传，惟圣人得道者乃能尔。按王注非也。传读为抟，聚也。抟聚其精神，即《上古天真论》所谓精神不散也。《管子·内业》篇'抟气如神，万物备存’，尹知章注‘抟谓结聚也’，与此文语意相近。作传者，古字通用。”晋蕃按：《征四失论》“所以不十全者，精神不专”，则此“传”字当读为“专”，犹言精神专一也。《论语》《释文》引郑注“鲁读传为专”是其例。俞读为“抟”，“抟”即“专”字，《索隐》云：“抟，古专字，古书多以抟为专”。王氏念孙《读书杂志》于《管子·立政》篇详言之。

（四）慧眼独具，识断精审

本书不惟资料宏富，更在其慧眼独具，识断精审。例如，《上古天真论》：“幼而徇齐。”《孔子家语》《大戴礼》“徇齐”并作“叡齐”。晋蕃按：《战国策》“中国者，聪明睿智之所居也”，《史记·赵世家》作“徇智”，“叡”与“睿”同。“睿”可作“徇”，故“徇”可作“叡”。元·黄溍《日损斋笔记》曰：“《史记》‘黄帝幼而徇齐’，《家语》《大戴记》并作‘叡齐’。司马贞曰：‘徇，亦作濬。’盖以‘徇’与‘濬’音相通近、‘濬’与‘叡’文相近而言也。”又曰：“‘濬’当读为‘迅’，则又因裴骃训‘徇’为‘疾’，而以‘迅’为‘疾’义相近而言也。”

《阴阳别论》：“三阳在头。”晋蕃按：“头”当作“颈”。王注：“颈谓人迎，人迎在结喉两旁一寸五分。”《灵枢·寒热病》篇：“颈侧之动脉人迎。”然则人迎在颈，非在头也。《说文》“项，头后也”，《玉篇》作“颈后”，《文选·洛神赋》注引《说文》作“颈也”，盖二字传写易讹也。

本书校记 400 余条，皆引证丰富，考据详审，论证精当，故于后学启发之处良多。

五、本书校注目的与经过

（一）校注目的

《内经素问校证》在本次整理之前，一直作为稿本存于中国中医科学院图书馆，使学习、研究《素问》者，无缘见识其真面目，更不能充分利用本书解决一些疑难问题。本次整理，旨在为读者提供一个校精、注详的通行本，作为《素问》学习、研究之用。

（二）整理经过

1. 成立课题组

"《内经素问校证》校注整理"课题，为国家中医药管理局"中医药古籍保护与利用能力建设"项目之一。课题任务下达后，北京中医药大学医学人文系迅速成立课题组，由人文系医古文教研室黄作阵教授任课题组长并担任主校，成员有张戬讲师、杨东方副教授、李柳骥讲师（北京中医药大学医学人文系）、黄斌教授（北京中医药大学方药系）、涂凌智讲师（湖南中医药学校）、祝世峰、杨煊（在读研究生），迅速展开工作。

2. 制定工作计划

"《内经素问校证》校注整理"课题组成立后，根据项目组对整理工作的具体要求，课题组长黄作阵教授组织课题组成员开会讨论制定工作计划，详细规定了每一时期的工作进度，明确落实了每一项工作的责任人。

3. 确立底本

通过查找目录书《中国中医古籍总目》《全国中医图书联合目录》(1991 年版) 与《中医图书联合目录》(1961 年版) 及前往中国中医科学院图书馆、中国国家图书馆、中国科学院图书馆等多家大型图书馆实地考察，确定《内经素问校证》仅存中国中医科学院图书馆所藏一本。由此判断，《内经素问校证》清光绪五年（1879）稿本（或抄本）为海内孤本，亦定为本次校注整理的底本。

4. 确立校本

《内经素问校证》系校勘专著。本书依《素问》原编次序，选取有疑义的条文字句，对《素问》原文进行校勘；又广泛征引医学典籍、经史子集、文字音韵训诂著作以辨析前人校释之是非。其形式是，先引录原文，然后分列诸家校注，再以"晋蕃按"提出自己见解。本书引文甚多，除《素问》原文外，以《素问》王冰注、林亿新校正引用为最多。原书未提其校勘底本，且引用《素问》与今本有一定出入，故本次整理，《素问》原文及王冰注、林亿新校正以顾从德本（1956 年人民卫生出版社影印明·顾从德本，简称顾从德本为校本；其他所引医学著作、经史子集、《素问》校勘著作、文字音韵训诂学著作以本书所引著作之通行本为校本。

5. 录入与标点

将原稿本录入电脑，加以标点后形成电子版原稿。课题组成员前往中国中医科学院图书馆古籍室，将《内经素问校证》的内容全部录入至电脑中，并按照《中医药古籍整理工作细则（修订稿)》的要求加上规范的标点符号。

6. 校勘与注释

对《内经素问校证》进行校勘与注释。课题组成员在完成前期录入与标点工作后，按照《中医药古籍整理工作细则（修订稿)》的具体要求对书稿中需要校勘与注释之处，进行全面细致的校注工作，最终形成《内经素问校证》校注书稿。

7. 整理与研究

课题组通过对本书的标点、校勘、注释，整理出了比较精良的版本；通过对本书的研究及作者考察，撰写了两篇论文，《〈田晋蕃医书七种〉作者田晋蕃小考》，发表于《浙江中医药大学学报》2013 年第 1 期，《〈内经素问校证〉整理研究》，发表于《北京中医药大学学报》2013 年第 6 期，就田晋蕃生平事迹、本书"稿本"还是"抄本"的问题、书名是《内经素问校正》还是《内经素问校证》的问题及本书的校勘方法与主要成就等进行了较为深入的研究，取得了可喜成果。

8. 研究方法

《内经素问校证》的校注整理工作，主要采用了传统文献学研究方法、版本目录考据学方法，结合实地考察、计算机检索技术等共同完成。

　　课题组采用上述研究方法校注整理《内经素问校证》，具体分为以下几个步骤进行：首先在目录学的指导下，结合实地考察完成对本书相关版本的搜集；其次运用版本学对搜集的版本进行全面考察，确定校注使用的底本与校本；再次对已完成录入和标点的书稿，运用校勘学中的本校、对校、理校（慎用）方法及文字学、音韵学、训诂学等知识进行全面细致的校勘、注释；最后横向与其同时代朴学家比较、纵向与历代《素问》校勘著作进行比较，分析其校勘方法和学术成就。

总书目

医经

基础理论

伤寒金匮

本　　草

药鉴

药镜

本草汇

本草便

法古录

食品集

上医本草

山居本草

长沙药解

本经经释

本经疏证

本草分经

本草正义

本草汇笺

本草汇纂

本草发明

本草发挥

本草约言

本草求原

本草明览

本草详节

本草洞诠

本草真诠

本草通玄

本草集要

本草辑要

本草纂要

识病捷法

药性纂要

药品化义

药理近考

食物本草

见心斋药录

分类草药性

本经序疏要

本经续疏证

本草经解要

青囊药性赋

分部本草妙用

本草二十四品

本草经疏辑要

本草乘雅半偈

生草药性备要

芷园臆草题药

新刻食鉴本草

类经证治本草

神农本草经赞

神农本经会通

神农本经校注

药性分类主治

艺林汇考饮食篇

本草纲目易知录

汤液本草经雅正

新刊药性要略大全

淑景堂改订注释寒热温平药性赋

方　　书

医便

III

V

叶氏女科证治

妇科秘兰全书

宋氏女科撮要

茅氏女科秘方

节斋公胎产医案

秘传内府经验女科

外科百效全书

外科活人定本

外科秘授著要

疮疡经验全书

外科心法真验指掌

片石居疡科治法辑要

儿　科

婴儿论

幼科折衷

幼科指归

全幼心鉴

保婴全方

保婴撮要

活幼口议

活幼心书

小儿病源方论

幼科医学指南

痘疹活幼心法

新刻幼科百效全书

补要袖珍小儿方论

儿科推拿摘要辨症指南

外　科

大河外科

外科真诠

枕藏外科

外科明隐集

外科集验方

外证医案汇编

伤　科

伤科方书

接骨全书

跌打大全

全身骨图考正

眼　科

目经大成

目科捷径

眼科启明

眼科要旨

眼科阐微

眼科集成

眼科纂要

银海指南

明目神验方

银海精微补

医理折衷目科

证治准绳眼科

鸿飞集论眼科

眼科开光易简秘本

眼科正宗原机启微